✖ 건강의 시크릿

아로마테라피

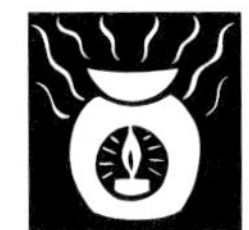

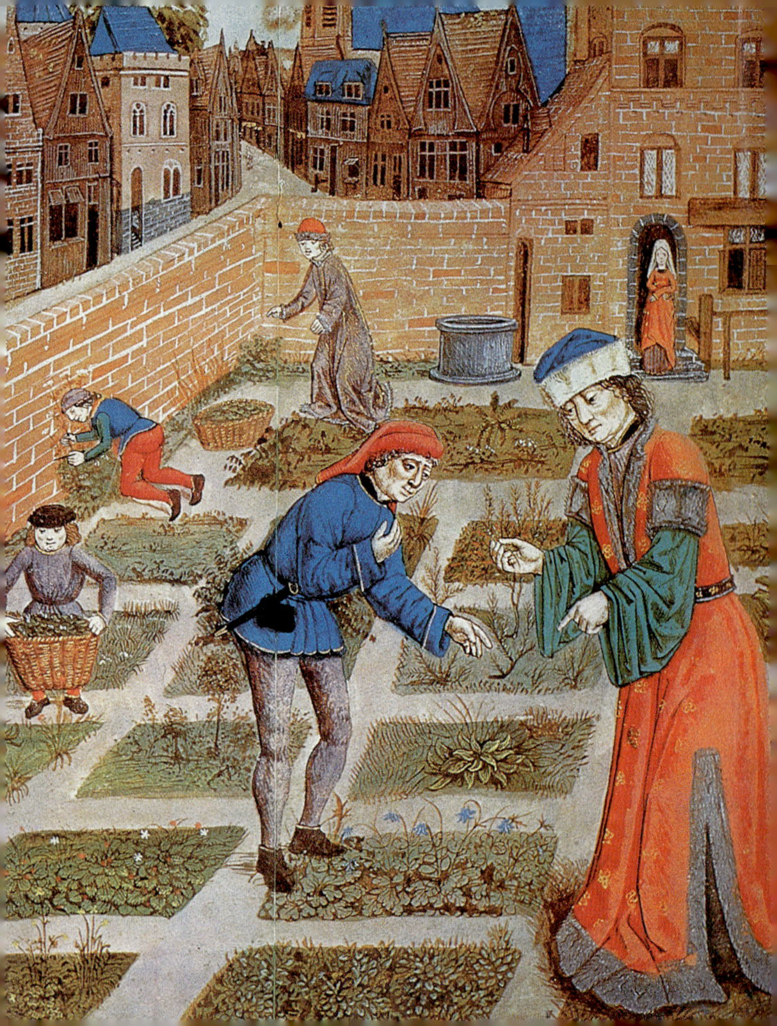

아로마테라피

자연의 향기로 몸과 마음의 스트레스를 해소한다

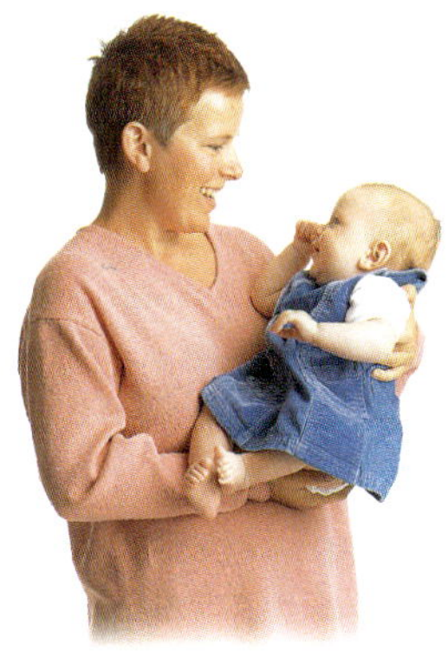

제니 하딩 지음

김영설 · 박영배 번역 및 추천

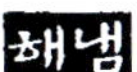

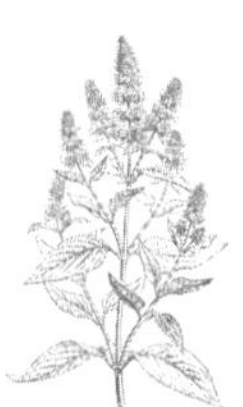

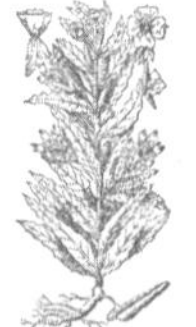

차례

이 책의 사용법   6

자연이 준 선물, 아로마테라피   8

아로마테라피 입문   10

에센셜 오일과 캐리어 오일   34

아로마테라피 실습   118

추천의 말   216
용어 해설   217
더 읽어볼 책   218
관련 단체   220
찾아보기   222

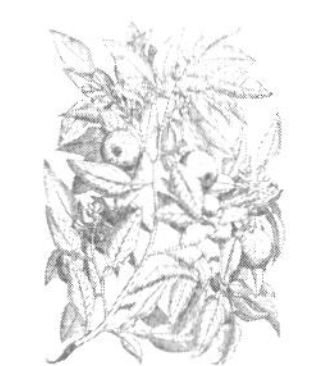
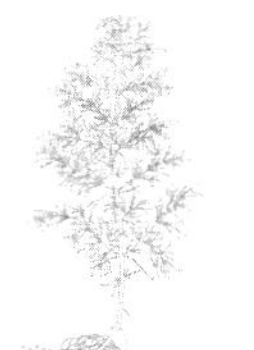
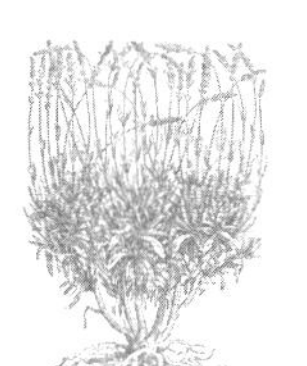
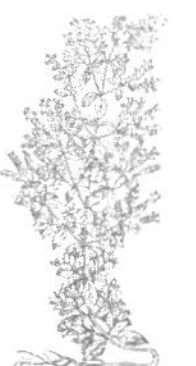
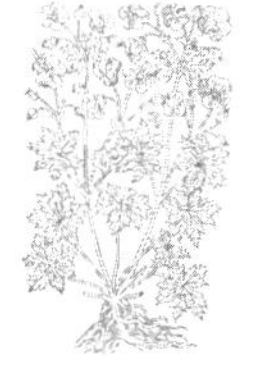

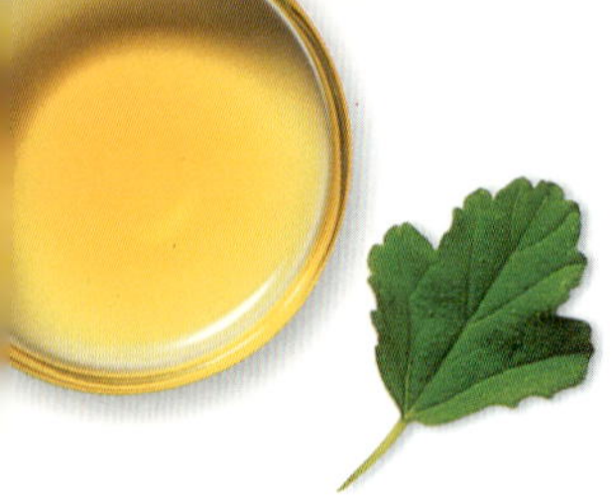

이 책의 사용법

아로마테라피의 입문서로 유용하게 사용할 수 있도록 이 책을 다음과 같이 구성했다. 첫째 장 〈아로마테라피 입문〉에서는 아로마테라피의 기본적인 역사적 배경을 설명한다. 둘째 장인 〈에센셜 오일과 캐리어 오일〉에서는 에센셜 오일과 이를 이용한 제품에 대하여 자세한 정보를 제공한다. 셋째 장 〈아로마테라피 실습〉에서는 자가치료의 개요와 아로마테라피의 치료 효과에 대해 설명한다. 특정 증상에 대해서는, 몸에 알맞은 에센셜 오일을 설명한 둘째 장을 보기 바란다.

주의사항

불안, 우울증 등의 정서 장애로 인해 일이나 사회생활 또는 인간관계에 심각한 영향을 받고 있는 경우에는 전문 의사와 상의하기 바란다. 이때 약을 복용하고 있다거나 어떤 치료를 받고 있다면 그 사실을 의사에게 알리는 것이 중요하다.

증상이 심할 때는 현재 받고 있는 병원 치료 대신 아로마테라피를 이용할 수 없다.

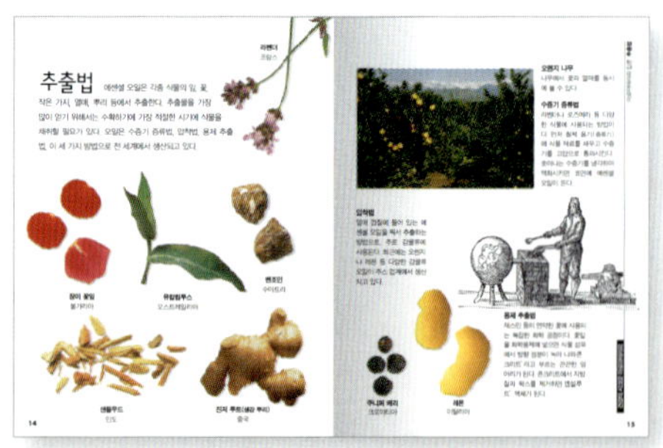

배경
첫째 장은 아로마테라피의 역사적 배경과 오늘날의 치료법을 소개한다.

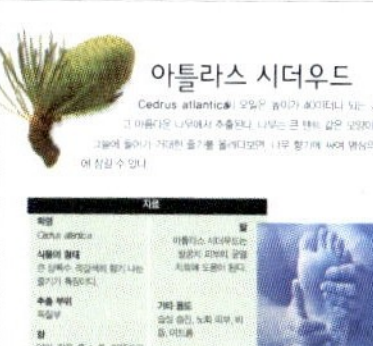

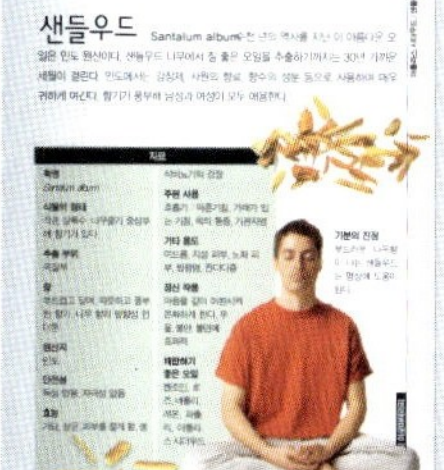

오일

둘째 장에서는 30종의 에센셜 오일과 8종의 캐리어 오일에 대한 정보를 제공한다.

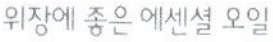

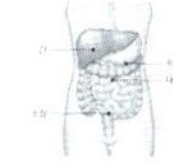

기본 사항

셋째 장에서는 몸에 작용하는 에센셜 오일을 설명한다.

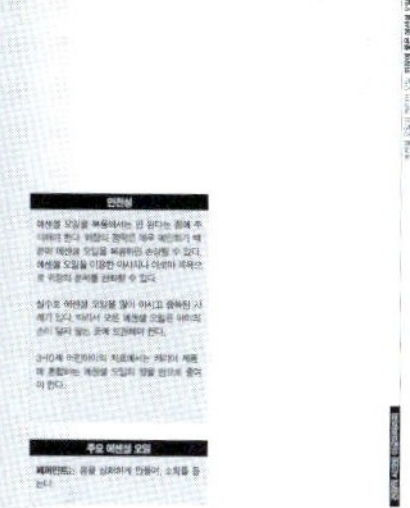

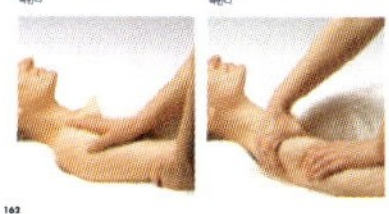

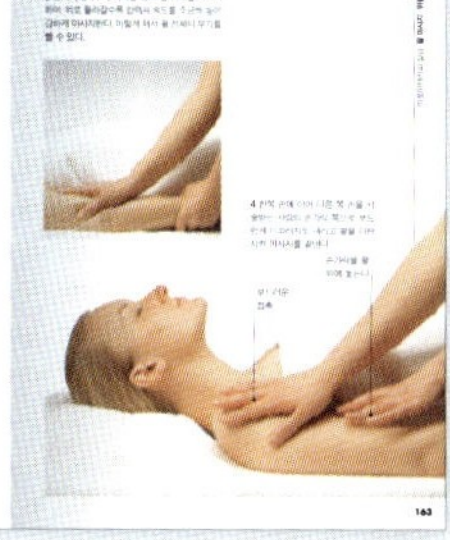

자가치료

마지막 장에서는 아로마테라피를 이용한 자가치료에 필요한 정보를 제공한다.

자연이 준 선물, 아로마테라피

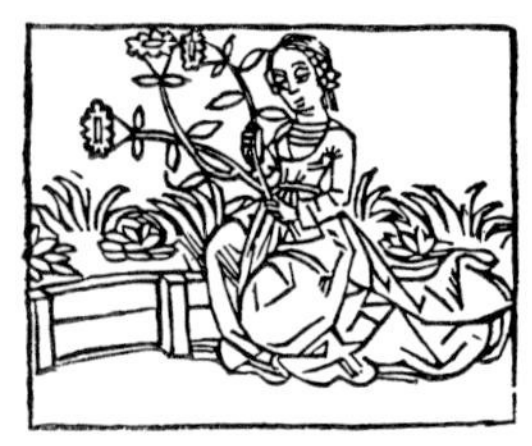

아로마
오랜 옛날부터 우리는 식물이 지닌
아로마의 특성을 이용해 왔다.

장미가 울창한 길을 걷다가 잠시 멈추어 상쾌하고 감미로운 향기를 들이마셔 보자. 그때 느끼는 행복감, 그것이 바로 아로마테라피이다. 주방에서 허브를 자를 때 향기가 코를 간질이고 입안에 침이 돈다. 이것 또한 아로마테라피이다. 인도 음식점 옆을 지나갈 때 향신료가 기분을 좋게 해준다.

이러한 모든 향기는 식물에서 나온 것이다. 뿌리, 잎, 열매, 꽃, 나무껍질 등에 들어 있는 방향(芳香)에 매료된 인류는 수천 년 전부터 이러한 향기를 음식, 약, 향수, 화장품 등에 사용해 왔다.

에센셜 오일의 기능

이러한 방향 물질을 '에센셜 오일'이라고 부르는데, 이것을 식물에서 추출하여 아로마테라피에 사용한다. 이러한 오일을 피부에 직접 발라 심신의 건강과 이완을 촉진한다. 많은 에센셜 오일이 특정 증상을 치유하는 작용을 한다. 아로마테라피를 받으면 향기롭고 자연스런 향기를 즐기게 되어 정신적 스트레스를 완화할 수 있다.

아로마테라피 제대로 알기

지난 30년 동안 건강과 심신 이완에 도움이 되는 이러한 식물 추출물의 사용이 크게 증가하였다. 이제 에센셜 오일은 치약, 목욕 비누, 얼굴 크림, 보디로션 등의 많은 제품에 사용되고 있다. 아로마테라피 마사지 전문점도 많이 늘어나고 있다.

그러나 아로마테라피의 인기가 높아질수
록 진정한 아로마테라피란 무엇이고, 에센
셜 오일은 무엇이며, 어떻게 작용하는지 제
대로 아는 것이 더욱 중요해진다. 올바르지
않은 제품이나 치료법이 우리 주위에서 넘
쳐나고 있기 때문이다.

이 책에서는 아로마테라피의 모든 것을 소
개하고, 에센셜 오일을 식별하는 안목을 높
여 자기 자신뿐만 아니라 가족이나 친구에
게도 진정한 아로마테라피를 체험하도록
하는 것을 목적으로 하고 있다.

주요 에센셜 오일

라벤더는 아로마테라피를 처음 시작하는 사람
이 주로 사용하는 오일의 하나이다.

아로마테라피 입문

아로마테라피는 식물에서 추출한 에센셜 오일, 즉 아로마를 사용하여 건강과 편안함을 증진하는 치료이다. 에센셜 오일을 마사지나 목욕에서, 또는 흡입하거나 증발시켜 사용하는데, 이것으로 신체적 고통을 완화할 뿐만 아니라 정신적으로도 긍적적인 효과를 볼 수 있다. 아로마테라피를 시술할 때는 신중하게 에센셜 오일을 선택해야 하고, 그것에 맞는 캐리어 제품을 써야 한다. 따라서 에센셜 오일을 제대로 알고, 언제 어떻게 사용해야 건강에 가장 좋은 효과를 낼 수 있는지 이해해야 한다. 아로마테라피는 아름다운 작업이며, 오감을 즐겁게 하고 시술받는 사람을 기쁘게 한다. 또한 건강을 유지하게 하고 긍정적인 마음을 갖게 하는 자연 요법이다.

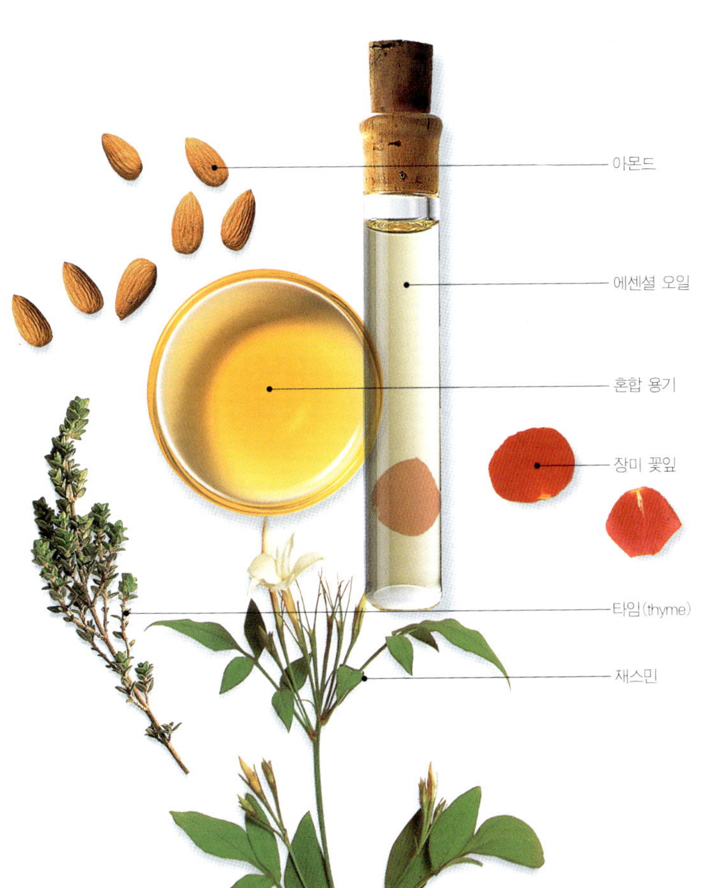
아몬드
에센셜 오일
혼합 용기
장미 꽃잎
타임 (thyme)
재스민

아로마테라피의 기원

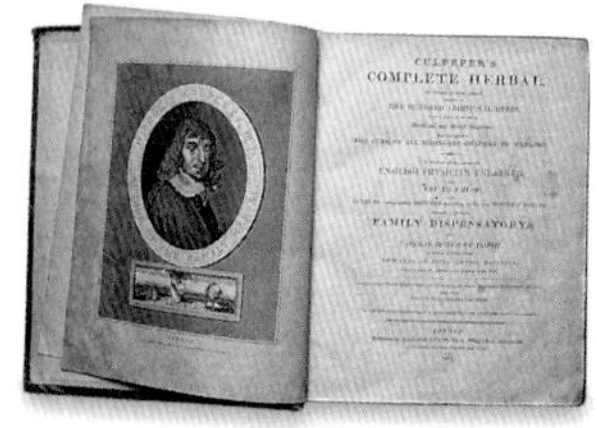

『약초지』
니컬러스 컬페퍼가 1649년에
출판한 유명한 허브 책으로,
허브의 효과가 기록되어 있다.

현대의 아로마테라피는 방향성 허브나 추출물을 화장품, 약품, 향수, 향 등에 사용했던 과거의 경험에 뿌리를 두고 있다.

아로마의 역사

고대 이집트에서는 허브를 기름에 절여 햇볕에 말렸다. 열로 추출한 방향을 기름에 섞어 연고나 고형 향료를 만들었다. 파라오의 유체를 방부 처리할 때는 방향 수지, 스파이스, 수피 등을 채워 넣었다. 투탕카멘 왕의 분묘에서 발견된 알라바스터(설화 석고) 단지에는 수천 년이 지난 오늘날에도 알아볼 수 있는 연고가 들어 있었으며, 히말라야삼나무와 스파이스, 유향과 몰약(향기로운 수지) 등의 수지가 방부 처리에 사용되었다.

고대 그리스의 의사 히포크라테스(기원전 460년경 출생)는 환자에게 방향 허브를 태우는 처방을 했다. 다른 의사들은 허브 조제약을 개발하였으며, 몰약과 계피가 들어 있는 '메갈레이온'은 향료뿐 아니라 상처 치료제로도 사용되었다.

증류법

아랍의 유명한 학자 아비센나(980~1037년)는 증류법을 재발견하는 업적을 이루었으며, 이 기술로 장미의 플로럴 워터(에센셜 오일을 추출할 때, 오일과 분리되어 나오는 증류액)와 에센셜 오일을 추출했다. 이라크와 파키스탄에서 발굴된 고대 유물은 증류법이 수천 년 전에 이미 사용되고 있었음을 시사해 준다.

중세에도 16~17세기에 증류법을 계속 사

용하였고, 추출 과정이나 허브의 효능에 관한 소책자 몇 종류가 인쇄되기도 했다. 1649년에 출판된 니컬러스 컬페퍼의 유명한 『약초지』에는 당시 사람들에게 허브 요법과 에센셜 오일이 중요한 치료 수단이라고 기록되어 있다. 17세기 후반에 페스트가 유럽에서 맹위를 떨칠 때 의사들은 허브나 향료를 채운 복면을 써서 감염을 방지하도록 했다. 18세기에는 런던의 약국에서 에센셜 오일이 들어 있는 허브 약을 살 수 있었다. 19세기부터는 화학적으로 합성한 약물이 주목을 끌기 시작하여 이른바 '천연' 약물인 에센셜 오일과 허브는 서양에서 더 이상 사용하지 않게 되었다. 그러다가 20세기에 들어와서 허브와 에센셜 오일이 다시 주목받게 되었다.

주요 에센셜 오일

프랑킨센스(유향)는 아로마테라피 역사에서 중요한 자리를 차지하고 있다.

추출법

에센셜 오일은 각종 식물의 잎, 꽃, 작은 가지, 열매, 뿌리 등에서 추출한다. 추출물을 가장 많이 얻기 위해서는 수확하기에 가장 적절한 시기에 식물을 채취할 필요가 있다. 오일은 수증기 증류법, 압착법, 용제 추출법, 이 세 가지 방법으로 전 세계에서 생산되고 있다.

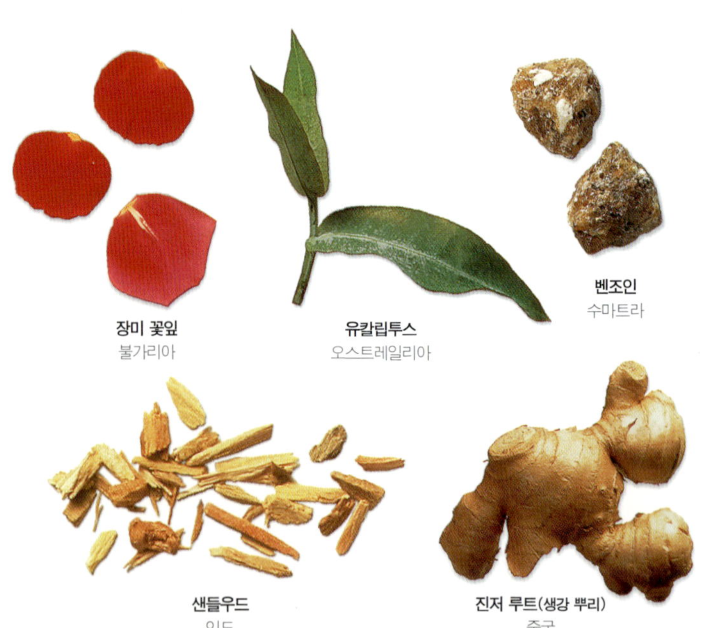

라벤더
프랑스

장미 꽃잎
불가리아

유칼립투스
오스트레일리아

벤조인
수마트라

샌들우드
인도

진저 루트(생강 뿌리)
중국

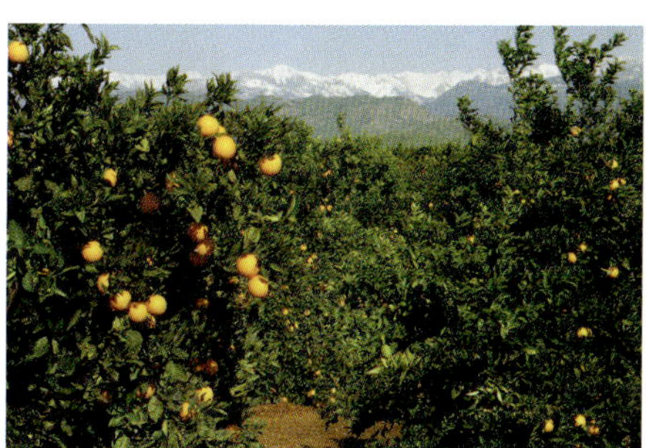

오렌지 나무

나무에서 꽃과 열매를 동시에 볼 수 있다.

수증기 증류법

라벤더나 로즈메리 등 다양한 식물에 사용되는 방법이다. 먼저 철제 용기(증류기)에 식물 재료를 채우고 수증기를 고압으로 통과시킨다. 솟아나는 수증기를 냉각하여 액화시키면 표면에 에센셜 오일이 뜬다.

압착법

열매 껍질에 들어 있는 에센셜 오일을 짜서 추출하는 방법으로, 주로 감귤류에 사용된다. 최근에는 오렌지나 레몬 등 다양한 감귤류 오일이 주스 업계에서 생산되고 있다.

용제 추출법

재스민 등의 연약한 꽃에 사용되는 복잡한 화학 공정이다. 꽃잎을 화학용제에 넣으면 식물 섬유에서 방향 성분이 녹아 나와 '콘크리트'라고 부르는 끈끈한 덩어리가 된다. 콘크리트에서 지방질과 왁스를 제거하면 '앱설루트' 액체가 된다.

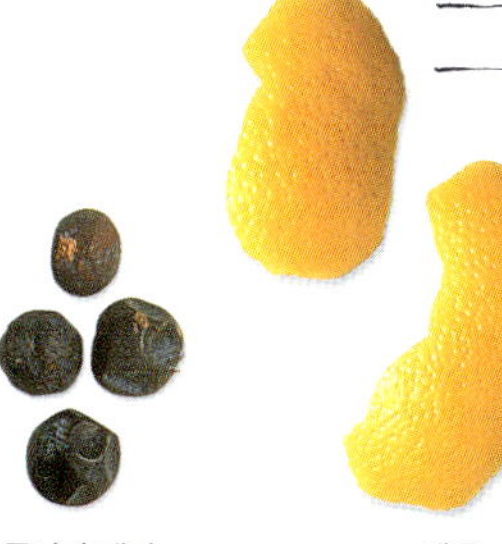

주니퍼 베리
크로아티아

레몬
이탈리아

현대의 아로마테라피

'아로마테라피'라는 말은 프랑스의 향료 화학자 르네 모리스 가트포스(René-Maurice Gattefosse)가 처음으로 사용했다. 그는 연구실에서 손에 화상을 입자, 즉시 라벤더 원액을 발라 상처를 치유했다. 그후 제1차 세계대전이 일어났을 때 그는 야전병원에서 에센셜 오일을 사용하여 치료했다. 그리고 1920년대 후반부터 1930년대에 걸쳐 에센셜 오일 치료 효과 연구를 계속했다.

또 한 사람의 프랑스인 의사 장 발네(Jean Valnet)는 1948~1959년의 인도차이나 전쟁 중 에센셜 오일을 사용하여 부상자를 치료했다. 1964년에는 아로마테라피의 교과서로 불리는 『아로마테라피』를 출간했다. 이 책에서 그는 아로마테라피가 매우 큰 효능을 발휘할 숨겨진 치료법이라고 밝혔다.

그후 발네의 업적을 계승한 마르게리트 모리(Marguerite Maury)는 오늘날의 아로마테라피의 기초를 확립했다. 모리는 개인의 신체 상태뿐만 아니라 정신 상태를 포함해

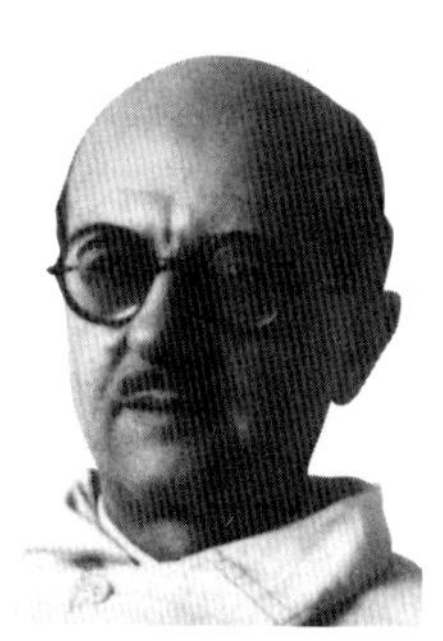

르네 모리스 가트포스
프랑스의 향료 화학자이자
현대 아로마테라피의 아버지이다.

에센셜 오일을 처방해야 한다고 주장했으며, 에센셜 오일을 사용한 마사지 치료법도 개발했다.

로버트 티저랜드

로버트 티저랜드는 1975년에 영어로 된 최초의 아로마테라피 책인 『아로마테라피의 기술』을 출간했다. 이 책은 에센셜 오일의 역사와 사용법을 구체적으로 집대성한 것

으로, 여러 나라에서 번역 출간했다. 티저 랜드는 아로마테라피의 세계적 권위자로 알려져 있다. 다른 저서로 『에센셜 오일의 안정성』이 있는데, 이 책은 아로마테라피 지침의 결정판이라는 평가를 받고 있다.

에센셜 오일의 재발견

현재도 진화를 계속하고 있는 아로마테라 피는 매우 다양하게 이용되고 있다. 방향 마사지로 미용과 건강을 촉진하는가 하면, 복잡하고 빠른 생활 리듬 속에 스트레스가 많아져 가는 오늘날 심리적인 안정을 주는 등 매우 중요한 구실을 한다.

병원, 노인 요양원, 학교, 항공 업계, 작업장 등에서 에센셜 오일의 수요가 증가하고 있다. 오일이 증발해 나는 향기를 '환경 방향 (芳香)'이라고 부르는데, 새 집 증후군의 치료에 효과를 낸다. 중앙 냉난방 시스템이

완비된 오늘날의 건물은 내부가 차단된 상태로 병원균을 포함한 공기가 돌고 그것이 또 재사용되어 감염증을 일으킨다. 티 트리 등의 에센셜 오일은 실내를 살균하여 공기 정정 효과를 내는 것으로 알려져 있다. 오늘날 이러한 에센셜 오일의 재발견은 방향의 혁명이라고 할 만하다.

주요 에센셜 오일
티 트리는 살균과 상처 치료에 큰 효과가 있다.

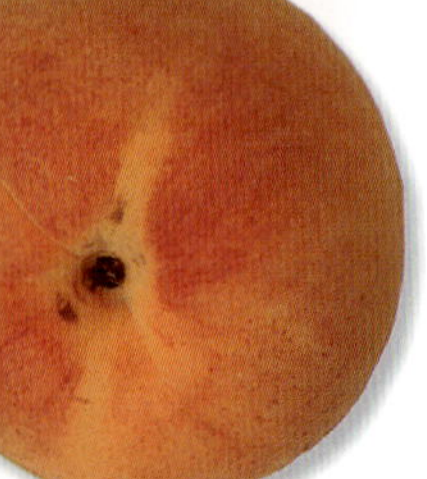

복숭아와 같은 매끄러움
피치 커널(복숭아 씨) 오일은
감촉이 시원한 마사지 오일이다.

에센셜 오일과 캐리어 오일

에센셜 오일은 따뜻한 실내에서 매우 빨리 휘발하는, 향기가 많은 오일이다. 응축도가 매우 높아 약 2리터의 라벤더 오일을 추출하기 위해서는 약 760킬로그램의 라벤더가 필요하다. 캐리어 오일은 에센셜 오일을 희석하기 위한 식물유로, 마사지용으로 안전한 오일을 만들 때 사용된다. 스위트 아몬드나 그레이프시드(포도 씨) 등의 식물유로 희석하면 피부에 좋은 혼합제를 만들 수 있다. 또 베이스 로션이나 크림 등을 쓰기도 한다. 이러한 혼합제는 특정 용도에 사용되며, 특히 피부에 좋다.

올바른 계량
계량 스푼은
치료사나 약사에게
구한다.

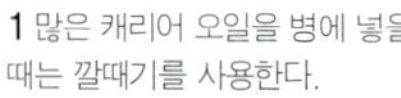

1 많은 캐리어 오일을 병에 넣을 때는 깔때기를 사용한다.

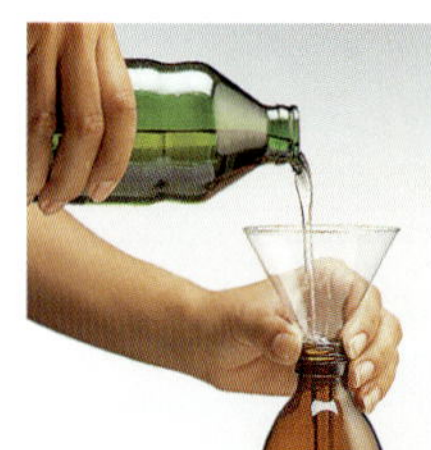

2 에센셜 오일의 병목에는 특별한 마개가 붙어 있기 때문에 정확한 양의 오일을 넣을 수 있다.

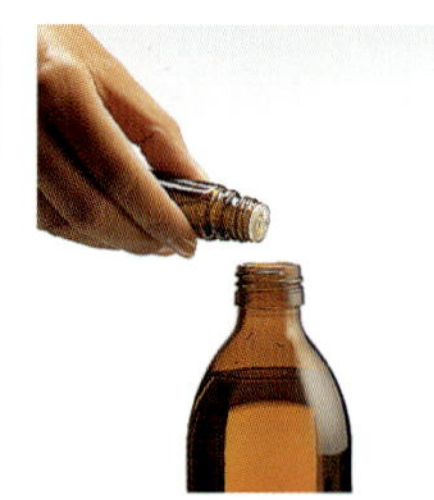

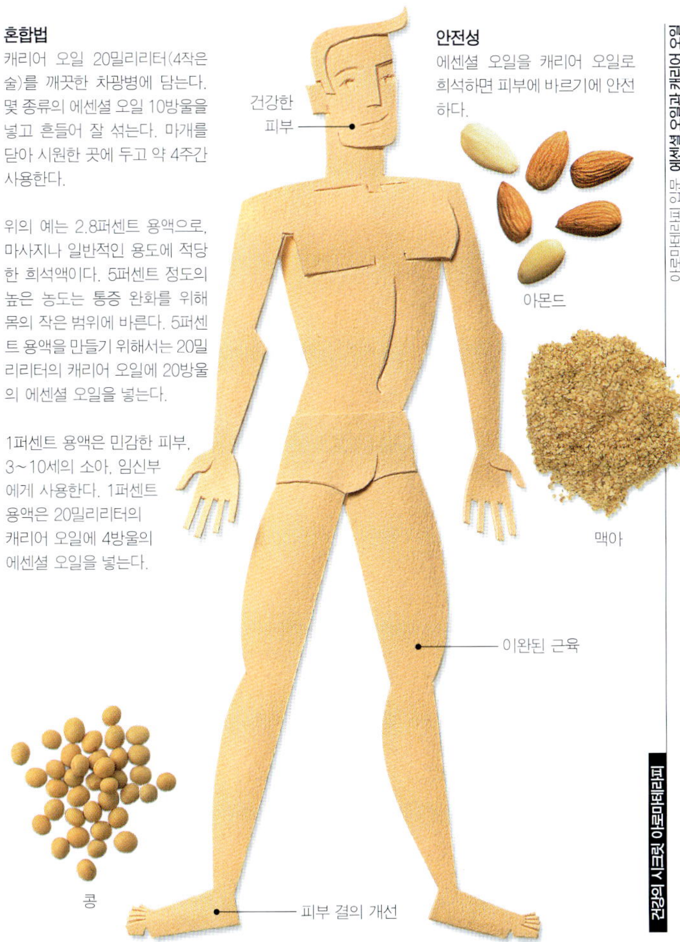

혼합법

캐리어 오일 20밀리리터(4작은술)를 깨끗한 차광병에 담는다. 몇 종류의 에센셜 오일 10방울을 넣고 흔들어 잘 섞는다. 마개를 닫아 시원한 곳에 두고 약 4주간 사용한다.

위의 예는 2.8퍼센트 용액으로, 마사지나 일반적인 용도에 적당한 희석액이다. 5퍼센트 정도의 높은 농도는 통증 완화를 위해 목의 작은 범위에 바른다. 5퍼센트 용액을 만들기 위해서는 20밀리리터의 캐리어 오일에 20방울의 에센셜 오일을 넣는다.

1퍼센트 용액은 민감한 피부, 3~10세의 소아, 임신부에게 사용한다. 1퍼센트 용액은 20밀리리터의 캐리어 오일에 4방울의 에센셜 오일을 넣는다.

안전성

에센셜 오일을 캐리어 오일로 희석하면 피부에 바르기에 안전하다.

에센셜 오일 사용시 주의할 점

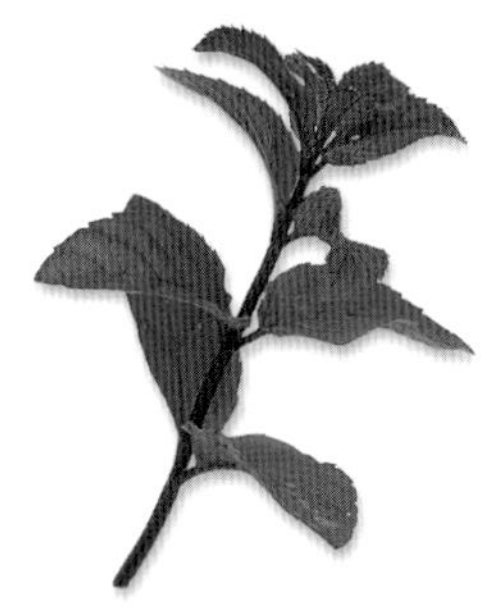

주의

에센셜 오일은 천연 성분이지만
사용할 때 주의해야 한다.

에센셜 오일을 안전하게 사용하기 위해서는 오일에 대한 기본 지식이 필요하다. 이 책에서 다루는 에센셜 오일은 안전상의 문제가 거의 없는 것을 선택한 것이다. 따라서 이 책을 따라 오일을 사용하면, 문제가 생길 가능성은 거의 없다고 할 수 있다. 그러나 어떤 경우에는 다음에 설명하는 사항을 염두에 두어야 한다. 에센셜 오일을 사용하면서 걱정되는 점이 있으면 전문 치료사와 상의하는 것이 좋다.

일반적인 사항

1. 먹지 않는다. 에센셜 오일은 위장을 자극하며, 많이 마시면 위장 장애를 일으킬 수 있다.

2. 오일 원액을 피부에 바르지 않는다. 예외적인 경우는 응급 처치에 사용하는 라벤더나 티 트리뿐이다.

3. 모든 에센셜 오일을 어린아이의 손이 닿지 않은 곳에 보관한다.

4. 유효 기간을 확인한다(28~29쪽 참조). 유효 기간이 지나면 피부에 자극을 주기 쉽다.

또한 임신 3개월 미만의 임신부에게는 사용하지 않는다. 임신 4개월 이후에는 1퍼센트로 희석하여 마사지에 사용할 수 있다. 임신 중에는, 만다린, 오렌지, 팔마로사, 네롤리 등 순한 오일을 사용하는 것이 좋다. 또한 페퍼민트나 로즈메리 오일은 고혈압에 적합하지 않다.

피부에 대한 사항

에센셜 오일을 매우 민감한 피부에 사용할

경우에는 패치 검사(피부 접촉 검사)를 해야 한다(22~23쪽 참조). 붉은 발진이 나타나면 자극이 적은 비누로 씻어내고, 스위트 아몬드 캐리어 오일로 염증을 진정시킨다.

베르가모트, 레몬, 오렌지, 만다린 등 모든 감귤류 오일에는 잠재적인 광독성이 있어 자외선에 노출되면 피부에 불규칙한 색소 침착을 일으킨다. 따라서 감귤류 오일이 들어 있는 혼합제를 사용했을 때는, 피부에 바른 후 12시간 안에는 일광욕이나 직사 일광을 피하고, 강한 자외선을 받지 않도록 주의한다.

어린아이를 위한 주의사항

3세 미만의 유아에게는, 스위트 아몬드 캐리어 오일 20밀리리터(4작은술)에 로즈, 라벤더, 또는 로먼 캐모마일을 한 방울 넣은 혼합제를 사용한다. 3세~10세까지의 아이에게는 1퍼센트 희석 혼합제 또는 성인의 반 정도의 농도로 희석한 혼합제를 사용한다. 11세 이상의 어린이에게는 성인과 같은 혼합제를 사용할 수 있다.

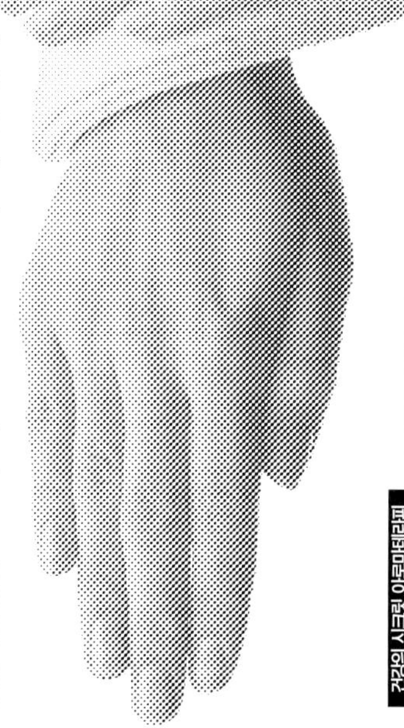

주요 에센셜 오일

팔마로사는 피부에 좋으며, 일반적으로 사용하는 오일이다.

오일 반응 검사 에센셜

오일에 대한 반응 검사에는 두 가지 방법이 있다. 한 가지는 오일의 향이 기분이나 감정에 어떤 영향을 주는지 조사하는 것이다. 향에 의해 기분이 좋아지거나 상쾌해질 수 있다. 또다른 검사는 패치 검사로, 오일에 대한 피부의 반응을 조사하는 것이다. 민감한 피부에는 패치 검사도 매우 주의할 필요가 있다.

1 조용한 방에서 편안한 의자에 앉아, 호흡을 조정하여 몸과 마음을 이완시킨다.

2 그레이프시드 오일 10밀리리터(2작은술)에 에센셜 오일 2방울을 넣어 천천히 섞는다.

3 혼합제를 손목 안쪽에 조금 바르고 손가락으로 문지른다. 그대로 조금 두어 향이 피부에 퍼지게 한다.

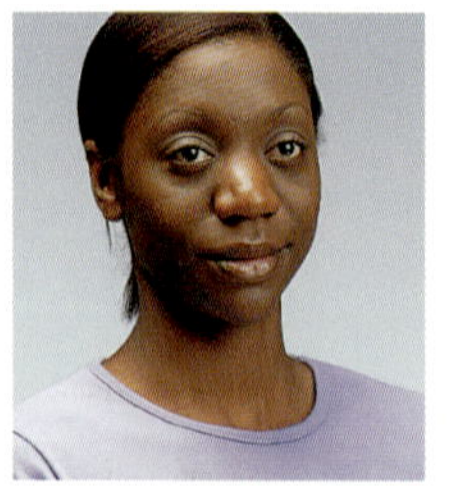

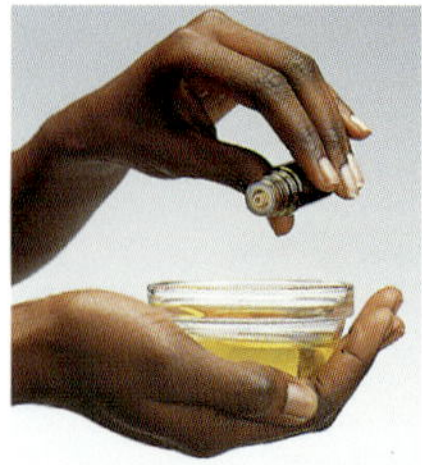

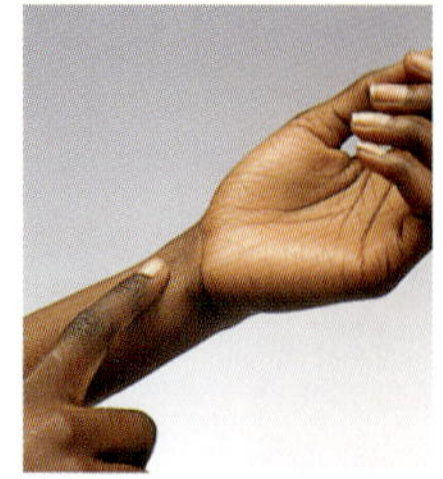

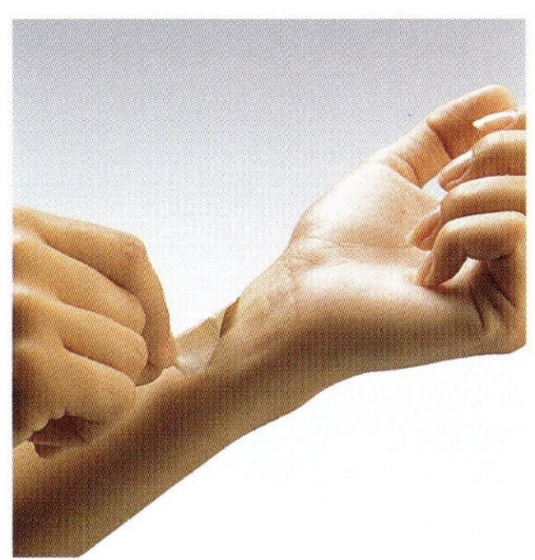

피부의 패치 검사

그레이프시드 오일 10밀리리터에 에센셜 오일 4방울을 넣는다. 손목 안쪽 팔에 혼합제를 조금 바르고 1회용 반창고를 붙인다. 그대로 열두 시간 동안 두었다가 반창고를 뗀다. 피부가 붉게 되지 않으면 문제가 없는 것이어서 에센셜 오일을 사용할 수 있다.

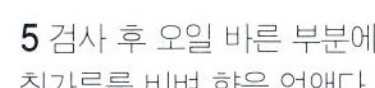

5 검사 후 오일 바른 부분에 흙가루를 비벼 향을 없앤다.

4 손목의 향을 맡아 기분이 어떤지, 몸에 무슨 반응이 있는지 살핀다.

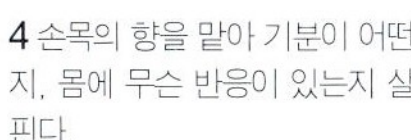

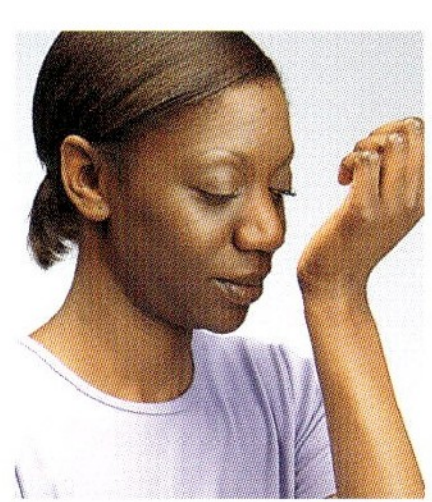

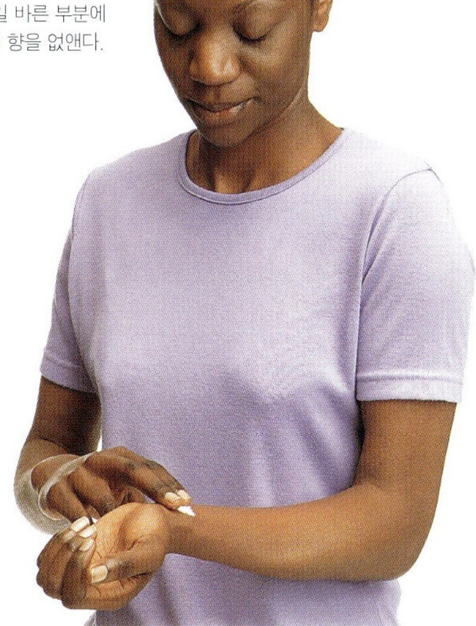

오일의 혼합 비율과 상승 작용

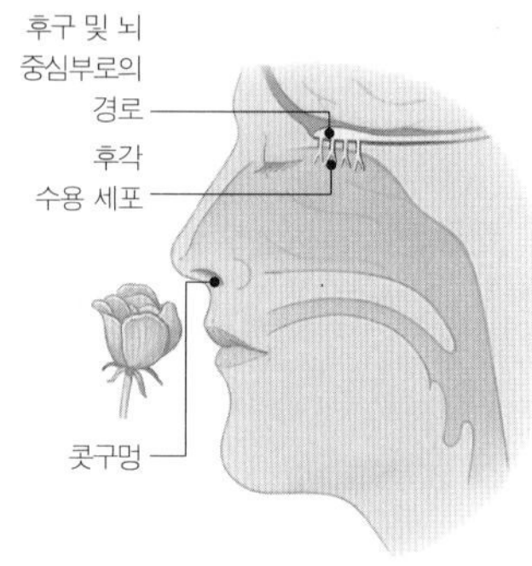

신속한 반응
후각은 2초 안에
뇌에 정보를 전달한다.

아로마테라피를 배우기 위해서는 각 종 오일의 향, 효과, 사용법 등을 아는 것이 중요하다. 그 다음으로 중요한 것은, 여러 가지 오일을 어떻게 알맞은 비율로 혼합하느냐는 점이다.

향기를 분류하는 법

19세기에 피에스라는 프랑스인이, 노트(Note)로 향을 분류하는 방법을 고안했다. 이것은 현재 일상적으로 사용되고 있지 않지만, 톱(Top : 처음으로 뿌렸을 때 나는 향. 5~10분 정도 유지됨), 미들(Middle : 시간이 조금 흘러 변하는 향. 톱 노트 후 계속 나타남), 베이스(Base : 향수를 뿌리고 세 시간 이상 지난 후에 맡을 수 있는 잔향)라는 분류는 지금도 향수 업계에서 사용되고 있다. 이것과 같은 법칙을 아로마테라피에도 적용할 수 있다. 그렇다고 해도 에센셜 오일 향을 노트로 명확하게 분류할 수 있는 것은 아니다. 그렇게 한 범주로 분류한다고 해도, 그 밖에도 다른 미세한 특징이 있을 수 있다.

캐리어 오일 20밀리리터(4작은술)에 여러 종류의 에센셜 오일 10방울을 넣어 혼합제를 만든다. 이때 톱 노트(4~5방울)가 가장 빨리 휘발하여, 상쾌하고 경쾌한 향기를 연주한다. 만다린이나 레몬 등의 감귤류 오일, 또는 로즈메리 등이 이런 상쾌한 오일의 대표적 예이다.

미들 노트(3~4방울)는 제품의 중심을 이루며, 라벤더, 제라늄, 페티그레인 등이 이 노트에 들어간다.

베이스 노트(1~2방울)는 휘발성이 낮아 향이 가장 오래 지속되며, 깊이가 있는 사향

냄새가 난다. 재스민, 베티버, 파출리 등이 여기 속한다. 이 책에 소개하는 혼합제는 주로 이 패턴을 따라 혼합하였다.

상승 작용

상승 작용(시너지)은 여러 에센셜 오일이 어울려 함께 치유력을 키우는 작용이다. 가장 좋은 효과를 올리는 혼합제를 만들려면, 에센셜 오일 각각의 효능을 알아야 한다.

진통 효과가 있는 혼합제를 만들려면 오일 하나를 사용하기보다 통증을 멎게 하는 오일 세 종류를 혼합제로 쓰면 효과적이다. 진통 및 스트레스 해소 작용을 하는 혼합제를 만들려면, 통증을 멎게 하는 오일 두 종류 외에, 불안 완화 작용을 하는 오일을 사용하면 좋다.

두 종류의 단순한 혼합제로도 충분히 효과를 낼 수 있으나, 세 종류의 혼합제는 향의 균형이 좋아 상승 작용을 일으켜 마음과 몸을 치료한다. 이러한 구성은 전인적 아로마테라피의 마사지 치료로 가장 많이 사용된다. 이 책에서도 두 종류 또는 세 종류의 오일 혼합제를 중심으로 소개하고 있다.

주요 에센셜 오일

로즈는 아로마테라피에서 향이 가장 복합적인 에센셜 오일이다.

다양한 아로마 활용법

에센셜 오일을 체내에 스며들게 해 심신의 건강을 촉진하는 다양한 방법이 있다. 그중에서 마사지는 많이 이용하는 방법이다. 습포나 향기 목욕은 집에서 간단하게 준비할 수 있다. 흡입은 감기나 독감에 효과적이다.

혼합제

소량을 손에 따라서 마사지한다.

마사지

마사지할 때는 에센셜 오일과 캐리어 오일의 혼합제를 피부에 바른다. 가장 많이 사용되는 세 가지 기본 마사지법이 있다. 가볍게 쓰다듬기는 피부를 쓰다듬어 따뜻하게 하는 것이다. 주무르기는 근육을 잡아 부드럽게 하는 방법이며, 압박법은 작은 원을 그리며 지압하는 것이다. 마사지의 자세한 설명은 〈아로마 테라피 실습〉 편을 참조한다.

1 가볍게 쓰다듬기는 손바닥 전체를 사용하여 피부를 쓰다듬으며, 근육을 따뜻하게 하여 오일을 스며들게 한다.

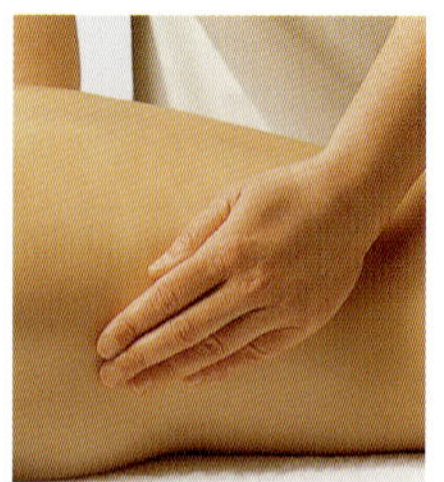

2 주무르기는 피부와 근육을 잡아 밀가루 반죽처럼 주무른다. 이 마사지법은 긴장 완화에 효과가 있다.

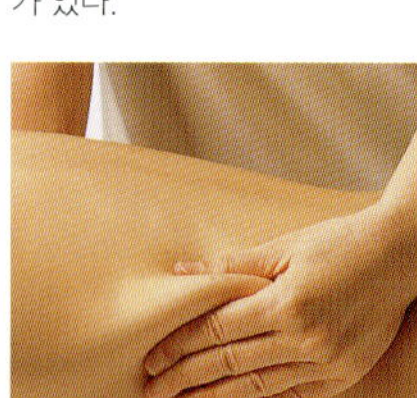

3 압박법은 뭉친 근육을 엄지손가락으로 작은 원을 그리면서 지압한다. 20초간 지압하고 힘을 빼며, 주위 근육을 쓰다듬어준다.

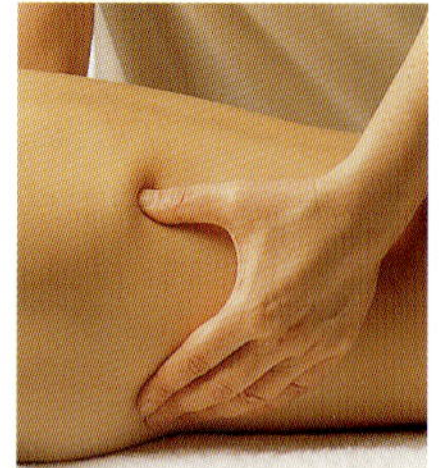

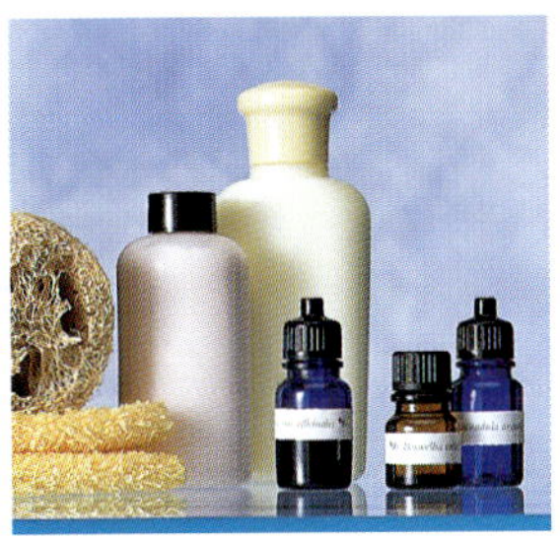

아로마 목욕

먼저 욕조에 온도가 적당한 물을 가득 채운다. 에센셜 오일 6방울을 넣고 잘 섞는다. 또는 전지 우유 30 밀리리터(6작은술)에 희석한 에센셜 오일을 욕조 물에 넣고 몸을 20분간 담근다.

족욕

더운물이 들어 있는 큰 용기에 에센셜 오일 4~5방울을 넣고 20분간 발을 담근다.

간단한 치료

흡입에 필요한 것은 단지 세라믹 또는 유리용기면 된다.

아로마테라피로 마무리하는 하루

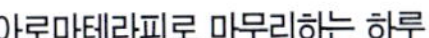

아로마테라피는 하루를 마무리하면서 몸과 마음을 이완시킬 수 있는 좋은 방법이다.

습포

온습포는 해독 작용을 하여, 피부 감염 등에 효과가 있다. 냉습포는 발목이 삐어 생기는 부종이나 통증을 완화하는 작용을 한다.

습포를 만들 때는, 용기에 더운물이나 찬물을 넣고 에센셜 오일을 2~3방울 넣는다. 오일 막을 흡수하도록 얇은 천을 담갔다가 꺼내 짜서 환부에 15~20분간 습포한다.

에센셜 오일의 흡입

흡입은 감기나 독감 치료에 특히 효과가 있다. 큰 용기에 끓기 직전의 더운물을 넣는다. 티 트리와 유칼립투스 등의 오일을 각각 3방울씩 넣는다. 안경과 콘택트렌즈를 빼고, 타월로 머리를 감싸고 용기 위로 숙여 15분간 증기를 흡입한다.

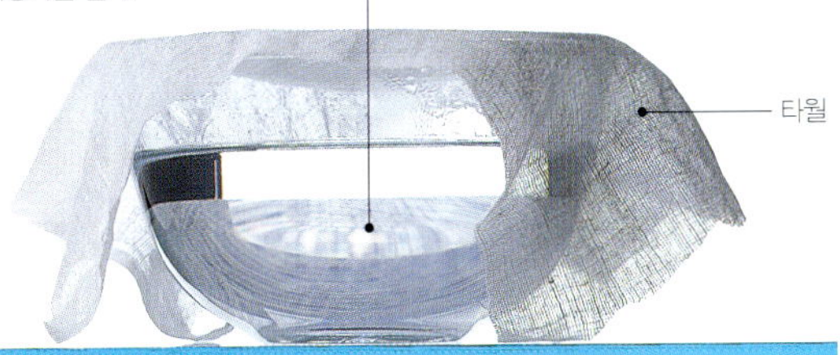

에센셜 오일의 구입과 보관

에센셜 오일을 구입할 때 고려해야 할 점이 몇 가지 있다. 우선, 오일의 질 저하를 방지하기 위해 자외선을 차단하는 차광병에 담겨 있는 것이 가장 좋다.

그리고 오일을 한 방울씩 따를 수 있는 마개가 달린 것이 필수적이다. 이것으로 오일을 정확히 혼합할 수 있을 뿐 아니라, 아이가 잘못하여 병을 입에 대었을 때 오일을 삼킬 위험을 최소화할 수 있다. 그런 마개가 없는 병인 경우 잘못하여 많은 오일을 삼킬 위험이 크기 때문에 주의해서 구입해야 한다.

다음으로, 일반 영어 이름과 함께 라틴어 이름이 라벨에 기재되어 있는지 확인한다. 라벤더나 유칼립투스에는 몇 가지 종류가 있기 때문에 구입할 때 반드시 확인해야 한다.

좋은 상점에서는 유효 성분, 원산지, 유효 기간 등 필요한 정보를 제공하거나 조사해 준다.

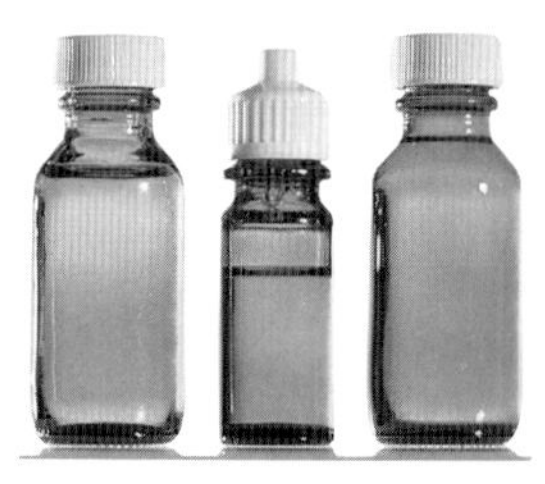

보관
햇빛이 오일의 성분을
변질시킬 수 있기 때문에
뚜껑이 있는 차광병이 좋다.

보관법

에센셜 오일을 보관할 때도 사전에 고려해야 할 것이 있다. 에센셜 오일은 순도 100 퍼센트의 식물성 오일이다. 유기 물질에서 추출되었으므로 유효 기간이 있고, 향이 없어지거나, 병 안에 달라붙어 품질이 서서히 저하된다. 보관의 요점은 일광 · 온도 · 습도 관리이다. 가장 오래 보관하기에는 냉장고가 좋지만, 아이들이 냉장고 문을 열곤 하기 때문에 위험하다면, 건조하고 서늘한

그늘에 보관한다. 냉장고에 보관하는 경우
에는 밀폐 용기에 넣어 다른 음식, 특히 유
제품과 분리하여 보관한다. 이렇게 보관했
을 경우, 레몬, 오렌지, 만다린, 베르가모트
등의 감귤류 오일의 유효 기간은 1년, 다른
오일은 2년이다. 냉장 보존하지 않는 경우,
감귤류 오일은 반년, 다른 오일은 1년간 유
효하다. 라벨에 개봉일을 기입하고, 남은
유효 기간을 확인하여 사용하면 좋다.

가능하면 신선한 에센셜 오일을 사용하는
것이 좋다. 유효 기간이 지난 오일은 변질
되어 피부에 염증을 일으킬 가능성이 있다.

주요 에센셜 오일

베르가모트의 유효 기간은 다른 감귤류 오일처
럼 짧다(6~12개월).

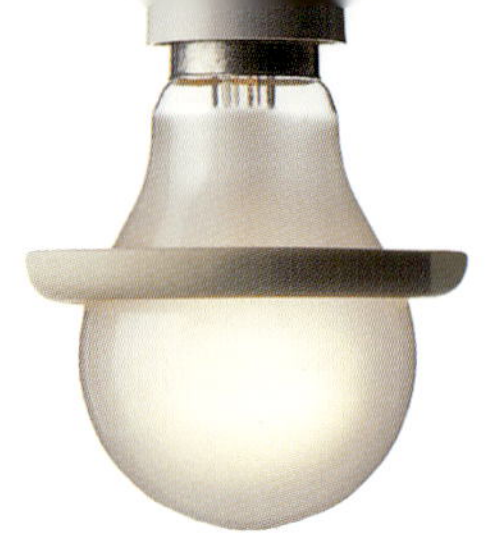

램프 링
전구에 세라믹 링을 끼우고
에센셜 오일을 4~6방울
떨어뜨리면 열에 의해
방 안에 향이 퍼진다.

오일의 간접 사용법

에센셜 오일의 향기가 방 안에 퍼지게 하여 그 향기를 즐기는 방법이다. 공기 중의 에센셜 오일을 흡입하지만 몸에 오일이 직접 닿게 하지는 않는다. 특히, 침실에서는 방향 증발기를 사용하면 편리하다. 라벤더를 4~6방울 떨어뜨리면 몸과 마음을 이완시켜 휴식할 수 있다.

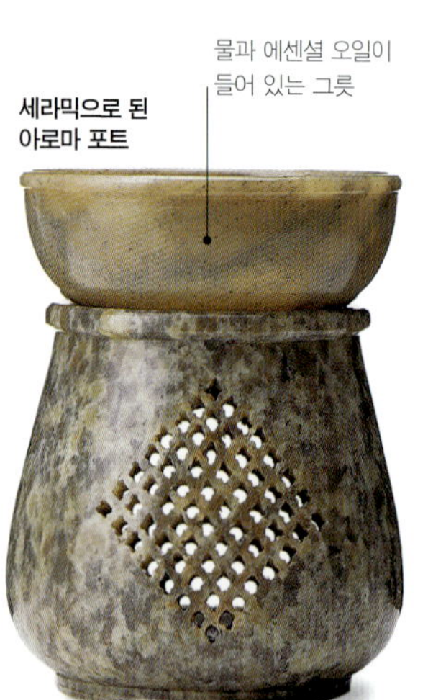

물과 에센셜 오일이
들어 있는 그릇

**세라믹으로 된
아로마 포트**

방향 증발기
세라믹으로 된 것이 일반적이다. 작은 촛불을 사용하는 것도 있고, 전기식도 있다. 에센셜 오일을 4~6방울 떨어뜨리고 따뜻하게 하면 방 안에 향이 퍼진다.

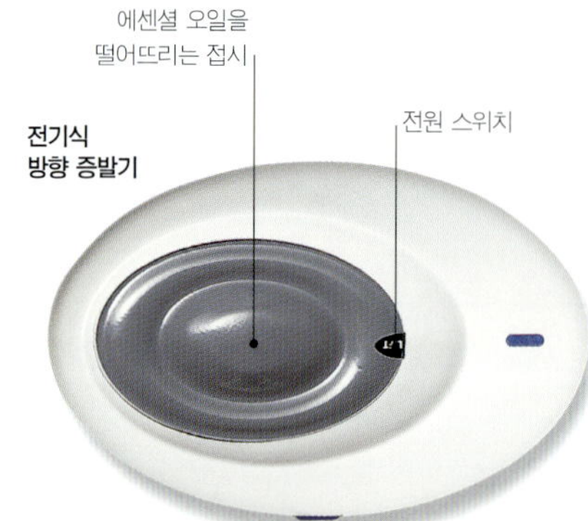

에센셜 오일을
떨어뜨리는 접시

전원 스위치

**전기식
방향 증발기**

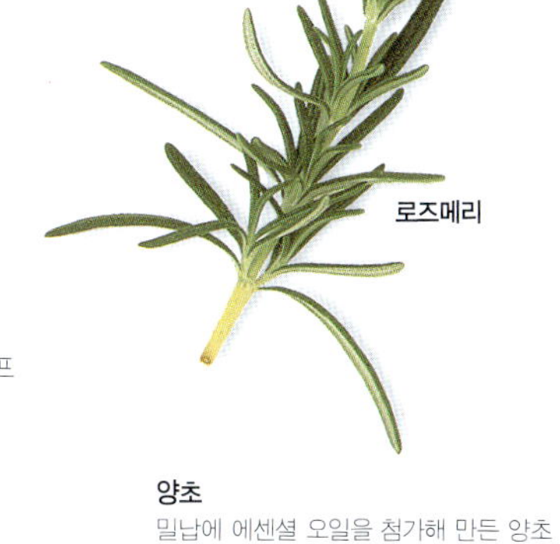

상쾌함

로즈메리 에센셜 오일은 톡 쏘는 신선한 향기가 특징이다.

스프레이 용기

방에 습기를 주고 공기를 신선하게 한다. 물 200밀리리터에 에센셜 오일 두 종류를 모두 15방울 넣고 잘 흔들어 뿌려준다.

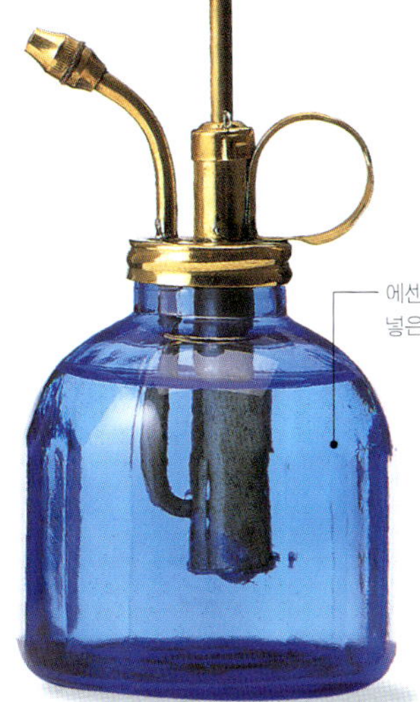

양초

밀납에 에센셜 오일을 첨가해 만든 양초가 판매되고 있다. 불을 붙이면 오일이 증발된다. 치료보다는 기분을 좋게 하는 용도로 쓰인다.

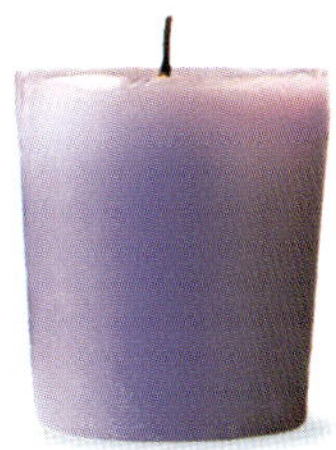

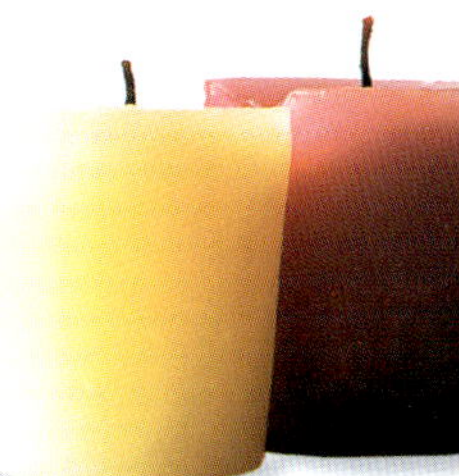

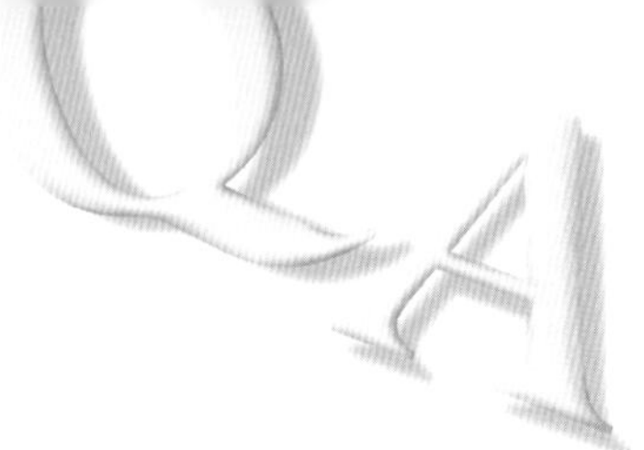

자주 하는 질문과 대답

아로마테라피를 배우기 시작하면 질문하고 싶은 것이 많을 것이다. 다음은 아로마테라피와 에센셜 오일에 대해 자주 하는 질문과 대답이다. 여기서 충분한 대답을 얻지 못한 경우에는, 나중에 전문 치료사에게 충분히 상의할 것을 권한다.

Q 에센셜 오일이 위험할 수 있습니까?

A 오일을 많이 마셨을 때만 그렇습니다. 아로마테라피에서는 오일을 결코 먹으면 안 된다고 강조합니다. 희석된 오일을 피부에 바르거나, 아로마 목욕, 흡입, 증발 등으로 사용해도 효과가 있습니다.

Q 에센셜 오일을 좀 많이 써도 문제가 없습니까?

A 다시 말하지만 많이 마시면 문제가 생길 수 있습니다. 에센셜 오일은 아로마 목욕에 사용하거나, 감기와 독감 치료를 위해 흡입하거나, 그것으로 정기적인 마사지 시술을 받으면 심신의 건강을 촉진합니다.

Q 에센셜 오일을 아기에게 사용할 수 있습니까?

A 예. 다만 제한이 있습니다. 스위트 아몬드의 캐리어 오일 20밀리리터(4작은술)에 로즈, 라벤더, 또는 로먼 캐모마일을 1방울 넣어 일주일에 한 번 마사지하면 좋습니다.

Q 증발기를 쓸 때 물을 사용해야 합니까?

A 장치에 따라 다릅니다. 물을 넣는 깊은 접시가 있는 것도 있지만 얕은 접시가 있는 것엔 물을 넣지 않고 오일을 사용할 수 있습니다.

Q 에센셜 오일은 정말로 몸 안으로 들어갑니까?

A 예. 마사지나 아로마 목욕 때 사용하면 오일은 피부와 혈액 속으로 들어

Q 라벤더 향기가 거북한데, 이완 효과를 내는 다른 오일이 있습니까?

A 로즈우드, 샌들우드, 또는 일랑일랑 등으로 시도해 보십시오.

Q 아로마테라피 치료는 얼마나 자주 받는 것이 좋습니까?

A 치료받는 목적에 따라 다릅니다. 어깨 결림 등과 같이 직접적인 것이면, 일주일에 한 번씩 4~5회 받으면 효과가 나타납니다. 관절염 등의

갑니다. 증발이나 흡입하는 방법으로 사용하면 방향 분자가 폐에 도달합니다.

Q 아로마테라피는 여성용입니까?

A 아닙니다. 에센셜 오일 중에는 파출리, 로즈메리, 사이프러스 등 남성용 향이 여럿 있습니다.

만성 질환은 효과가 나타날 때까지 몇 개월이 걸리는 경우도 있습니다. 자세한 것은 담당 치료사에게 상의해 주십시오.

Q 직장에서 세균 감염을 막기 위해 오일을 사용할 방법이 있을까요?

A 예. 책상에 전기식 증발기를 놓아두고, 티 트리와 레몬을 3방울씩 떨어뜨려 시도해 보십시오. 또는 에센셜 오일을 티슈에 스며들게 하여 주기적으로 빼내어 냄새를 맡아도 좋습니다.

에센셜 오일과 캐리어 오일

이번 장에서는 가정에서 사용되는 주요 에센셜 오일 30종을 소개한다. 각 오일에 대하여 원산지, 정신적·육체적인 효능, 안전성, 혼합제 등 중요한 정보를 정리한다. 몸의 부위별로 오일을 분류하고, 주된 사용법을 소개하여 책을 읽는 독자뿐 아니라 그 가족이나 친구가 적절한 오일을 선택하는 것을 도울 수 있게 했다. 또한 캐리어 오일 8종을 같은 방법으로 소개했다. 아마도 독자들은 에센셜 오일이 가져다주는 온화한 치유력을 알게 될 것이다. 또한 에센셜 오일을 모으거나 그것에 대해 배우는 것이, 실제로 사용하는 것만큼이나 즐겁다고 느낄 것이다. 아름다운 천연의 향기를 맡고 피부에 스며들게 하면서 아로마테라피가 일으키는 마법을 체험해 보자.

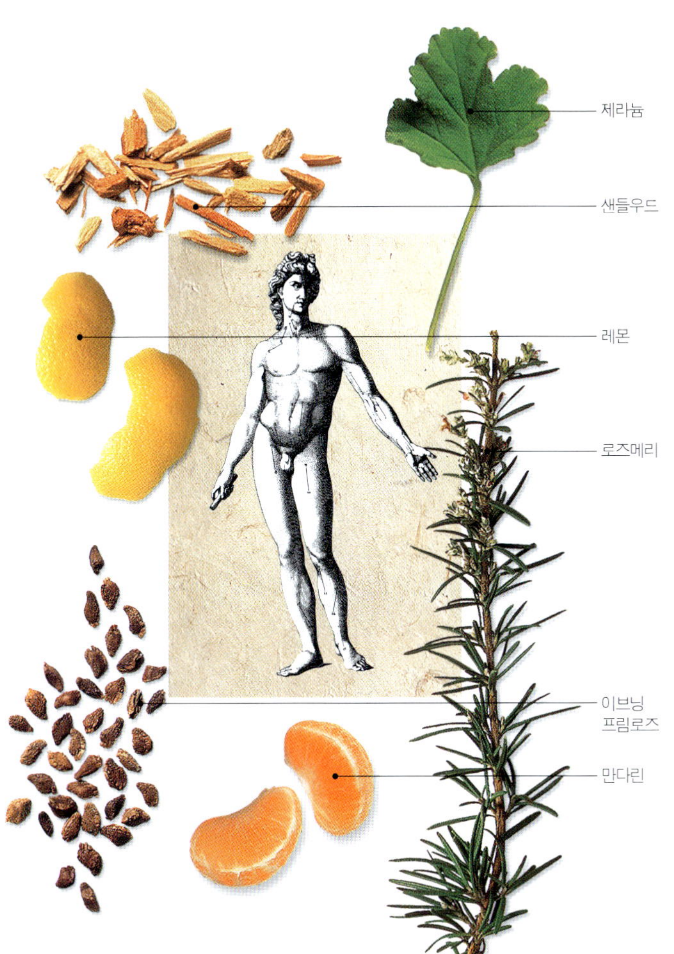

제라늄
샌들우드
레몬
로즈메리
이브닝
프림로즈
만다린

피부와 모발을 위한 에센셜 오일

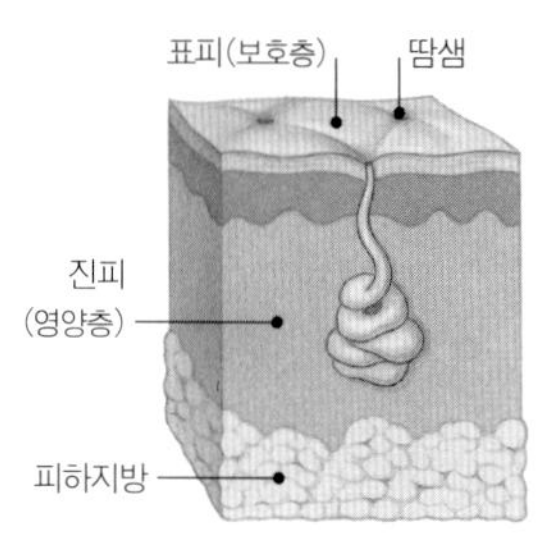

피부

피부는 세 개의 층으로
구성되어 있다.

피부를 치료하기 위해 아로마테라피를 시술해 보면 오일이 어떻게 작용하는지 잘 알 수 있다. 붉은 반점이 사라지고, 상처가 낫고, 염증이 가라앉는 등 피부는 에센셜 오일에 잘 반응하여 더 깨끗하고 맑고 부드러워진다.

아로마테라피가 피부에 어떻게 작용하는지 이해하기 위해 피부 구조를 알면 도움이 된다(위 그림 참조).

피부 관리

에센셜 오일은 오래된 세포를 제거하는 한편 새로운 세포 성장을 촉진하여 표피를 재생시키기 때문에 이를 사용했을 때 피부는 더 젊어진다. 혈액순환이 잘 되게 하고 근육의 긴장을 풀어주기도 한다. 또한 노폐물을 제거하며, 염증을 가라앉히고, 감염을 억제하며, 흉터를 최소화한다.

캐리어 오일

에센셜 오일은 증상에 따라 적절한 캐리어 제품과 혼합할 필요가 있다. 캐리어 제품에는 식물유, 로션, 크림 등이 있다. 식물유는 모든 용도에 적합한 캐리어이다. 베이스 로션은 수분 함량이 많아 피부를 식히는 성질이 있어, 발적(發赤 : 염증이 생겨 빨갛게 부어오른 것)이나 부종을 가라앉히는 데 적합하다. 베이스 크림은 피부를 매끄럽게 만들어주고 손상된 피부에 적합한 캐리어이다. 에센셜 오일을 손상된 피부에 사용하면 흡수가 잘되기 때문에 이 책에서 소개하는 혼합법과 사용법을 따르는 것이 중요하다.

모발 관리

머리카락이 살아 있는 것은 모근에서뿐이고 일단 피부 바깥으로 나오면 세포는 죽는다. 머리카락은 케라틴이라는 단백질로 되어 있으며, 천연 유분을 분비하는 특수한 피지선에 의해 매끄러운 머릿결이 유지된다. 표백제, 자극이 강한 샴푸, 모발 관리 제품 등은 두피를 건조하게 하고, 머리카락에서 천연 유분을 빼앗는다.

아로마테라피 두피 마사지는 모근에 영양을 주고 건강한 머리카락의 성장을 촉진한다. 에센셜 오일 혼합제는 머리카락에 향기가 나게 할 뿐 아니라 모발을 매끄럽게 한다. 머리카락을 보호하여 영양을 주고 아름답게 만들기 위한 특별한 아로마테라피는 41쪽을 참조하기 바란다.

주요 에센셜 오일

로먼 캐모마일은 피부를 부드럽게 한다.

프랑킨센스

Boswella carterii 프랑킨센스(유향)

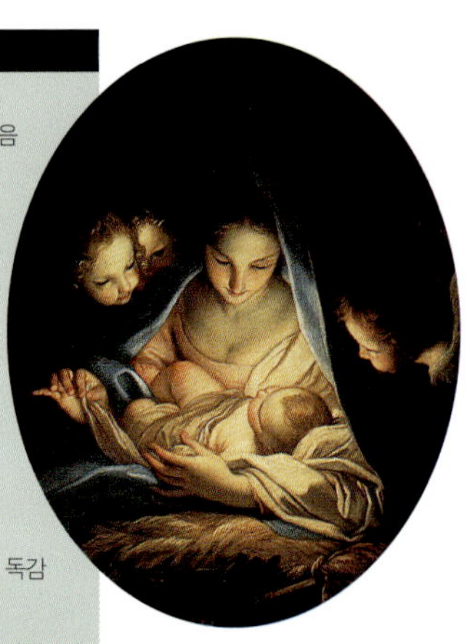

는 예수가 탄생할 때 동방박사가 가져온 예물로 알려져 있다. 이 이름은 고대 프랑스어에서 유래하였으며, '진정한 유향'이라는 뜻이다. 수천 년 전부터 사원, 교회, 예배당 등에서는 프랑킨센스 수지(樹脂)를 향으로 피웠다. 프랑킨센스를 증발시키면 고요하고 온화한 분위기가 조성되기 때문에 명상, 요가, 또는 묵상의 시간을 보내기에 좋다.

자료

학명
Boswella carterii

식물의 형태
가시 모양의 잎이 달리고 분홍색 꽃이 피는 작은 나무. 줄기 안에 수지가 형성됨

추출 부위
수지

향
날카롭고 상쾌한 톱 노트. 열을 가하면 풍부한 수지 향이 나옴

원산지
소말리아, 에티오피아

안전성
독성 없음, 자극성 없음

효능
피부를 젊게 하고, 탄력을 주며, 부드럽게 한다. 거담과 면역 자극

주된 사용
피부 관리 : 건조한 피부, 노화된 피부, 여드름, 상흔, 습진

기타 용도
천식, 기관지염, 감기, 독감

정신 작용
불안, 신경 긴장에 효과적. 기분을 가라앉히고 원기를 준다

배합하기 좋은 오일
그레이프프루트, 오렌지, 레몬, 라벤더, 샌들우드, 파출리, 로즈

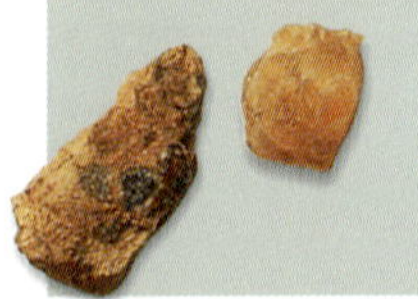

유향
프랑킨센스는 예수가 탄생할 때 봉헌된 예물이다.

로먼 캐모마일

Anthemis nobilis 로먼 캐모마일은 매우 온화한 오일이다. 피부 관리 제품의 중요 성분으로 사용되고 있을 뿐 아니라 정신적·신체적인 요인에 의한 소아의 과민 치료제로도 높이 평가되고 있다. 옛날부터 서양에서는 이 오일을 허브제로 사용해 왔다. 정원에 심으면 해충을 막아주고 식물의 성장을 촉진한다.

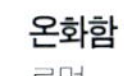

온화함
로먼 캐모마일은 피부를 진정시킨다.

자료

학명
Anthemis nobilis

식물의 형태
작은 다년생 식물. 데이지 모양의 흰 꽃이 피며, 강한 사과 향이 남

추출 부위
꽃

향
부드럽고 달콤한 과일 향기, 약간의 풀 향기

원산지
영국

안전성
독성 없음. 자극성 없음

효능
진통, 항염증, 경련 진정, 신경 진정

주된 사용
피부 관리 : 화상, 베인 상처, 알레르기, 습진, 발진, 염증

기타 용도
근육통, 관절염, 소화불량

정신 작용
신경을 진정시킴. 두통, 편두통, 스트레스에 효과적

배합하기 좋은 오일
라벤더, 베르가모트, 네롤리, 샌들우드, 페퍼민트, 팔마로사

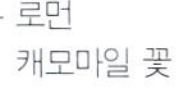

로먼 캐모마일 꽃

잎에서 사과 향이 난다

피부와 모발에 좋은 오일 ●1

사용할 오일의 방울 수가 오일 이름 앞에 표시되어 있다. 3~10세 어린이에게는 성인 사용량의 반을 사용한다.

증상	에센셜 오일	방법
여드름 : 붉게 부풀고, 고름이 꽉 차 끝이 노랗다.	4 티 트리 3 샌들우드 3 라벤더	베이스 로션 20밀리리터(4작은술)에 왼쪽의 오일을 혼합하여 하루에 두 번 바른다.
알레르기 : 붉게 부풀고 가려운 피부. 증상이 심한 경우에는 의사와 상의한다.	2 로먼 캐모마일	환부를 20분간 냉찜질한다.
무좀 : 발가락 사이의 곰팡이 감염	4 티 트리 3 라벤더	왼쪽의 오일을 더운물에 넣어 하루 두 번 20분씩 족탕한다.
부스럼 : 감염되어 피부가 부어오른 것. 증상이 심한 경우에는 의사와 상의한다.	3 베르가모트 3 라벤더	환부에 하루 두 번 더운찜질한다.
타박상 : 피하 조직의 손상. 통증과 부종이 있으며 멍이 든다.	2 페퍼민트 3 로먼 캐모마일	얼음처럼 차가운 냉찜질을 20분간 한다.
균열 : 발뒤꿈치의 균열 등	4 프랑킨센스 6 라벤더	베이스 크림 20그램 또는 스위트 아몬드 오일 20밀리리터(4작은술)에 왼쪽의 오일을 혼합하여 하루 두 번 바른다.
동상 : 혈액순환이 안 되어 발가락이 암자색으로 부은 것.	4 블랙 페퍼 3 진저	왼쪽의 오일을 더운물에 넣어 20분간 족탕을 한다. 다음에 스위트 아몬드 오일 10밀리리터(2작은술)에 왼쪽의 오일을 혼합하여 마사지를 반복한다.

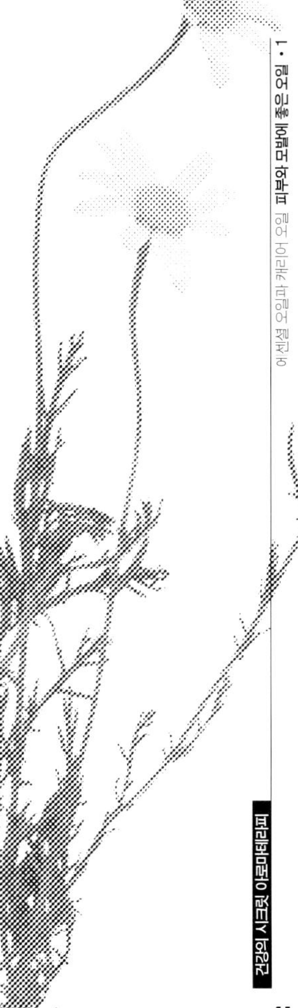

모발 관리

아로마테라피 헤어 팩은 두피와 머리카락을 보호한다.

스위트 아몬드 오일 20밀리리터(4작은술)에 다음에 나열한 에센셜 오일을 적당하게 혼합한다. 이 혼합제로 마른 머리에 마사지한 후 수건으로 머리를 싸고 20분 정도 기다린다. 그리고 나서 평상시대로 샴푸와 린스로 머리를 감는다. 이렇게 주 1회의 빈도로 한 달 동안 계속한다.

모발의 특성에 따라 추천하는 에센셜 오일 혼합
사용하는 오일의 방울 수가 오일 이름 앞에 표시되어 있다.

건성 모발	3 로즈, 7 샌들우드
지성 모발	4 주니퍼, 6 페티그레인
윤기 없는 모발	4 파출리, 6 팔마로사
일반 모발	4 프랑킨센스, 6 오렌지
비듬	4 티 트리, 6 제라늄
탈모	5 로즈메리, 5 진저

주요 에센셜 오일

파출리는 모든 타입의 피부와 모발을 건강하게 해주는 좋은 오일이다.

라벤더

Lavandula angustifolia 라벤더는 로마인이 처음 영국에 소개한 이후 작은 정원에 심는 꽃으로 인기를 끌어왔다. 라벤더 오일은 남프랑스, 주로 프로방스 지방에서 대량으로 생산되고 있으며, 영국에서는 노퍽의 라벤더 밭에서 오일을 증류한다. 라벤더 워터는 증류의 부산물이며, 건성 피부나 복합 피부의 수렴용 화장수로 사용된다.

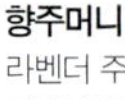

향주머니

라벤더 주머니를 사용하면 리넨에 향이 밴다.

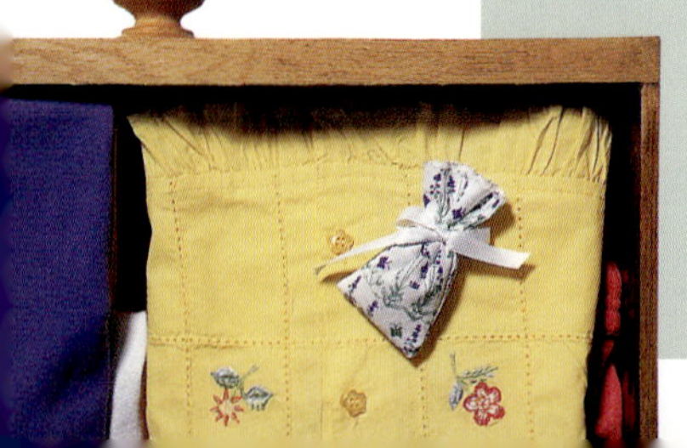

자료

학명

Lavandula angustifolia

식물의 형태

높이가 1미터쯤 되는 상록관목. 가는 연녹색 잎이 나고, 이삭 모양의 청보라색 꽃이 핀다.

추출 부위

꽃

향

상쾌한 과일 향의 톱 노트, 꽃과 나무 향의 언더톤

원산지

프랑스

안전성

독성 없음, 자극성 없음

효능

진통, 살균, 피부가 젊어짐, 신경 진정

주된 사용

피부 관리 : 베인 상처, 화상 치료나 응급 처치에 쓴다. 또 피부의 수렴과 안정, 반점이나 상처의 치료에 이용

기타 용도

근육통, 소화불량, 위통, 두통, 편두통, 자극성 · 염증성 기침

정신 작용

진정 작용이 좋은 오일의 하나이며 불면과 불안 완화에 좋음

배합하기 좋은 오일

네롤리, 샌들우드, 레몬, 페퍼민트

파출리

Pogostemon cablin 빅토리아 왕조와 에드워드 왕조 시대에 파출리 향이 나는 인도산 솔이 유행하였다. 이 오일은 방충제, 섬유 보존제로 사용되었다. 이국적인 향을 내는 이 오일은 향수로도 널리 사용되고 있다. 남성과 여성이 모두 애용하며, 최음제로도 알려져 있다. 잎을 말려 가루로 만들면 짙은 흙냄새가 난다.

자료

학명
Posostemon cablin

식물의 형태
높이가 1미터쯤 되는 다년생 관목. 벨벳 같은 잎이 나는 엽상 식물(세포 식물). 잎에 강한 방향이 있다.

추출 부위
잎

향
짙은 흙 향기, 따뜻하고 달콤한 향기

원산지
인도, 인도네시아

안전성
독성 없음. 자극성 없음

효능
항염증, 피부를 젊게 함, 소화 촉진, 신경 진정

주된 사용
피부 관리 : 여드름, 습진, 종기, 피부염, 피부 노화, 두피

기타 용도
소화불량, 위통, 소화성 편두통

정신 작용
진정, 안정, 신경쇠약에 효과가 있다. 최음제로도 알려짐

배합하기 좋은 오일
샌들우드, 프랑킨센스, 레몬, 오렌지, 라벤더

잎
벨벳과 같은 파출리 잎은 강한 방향을 낸다.

향료
인도에서 향료의 주재료로 쓴다.

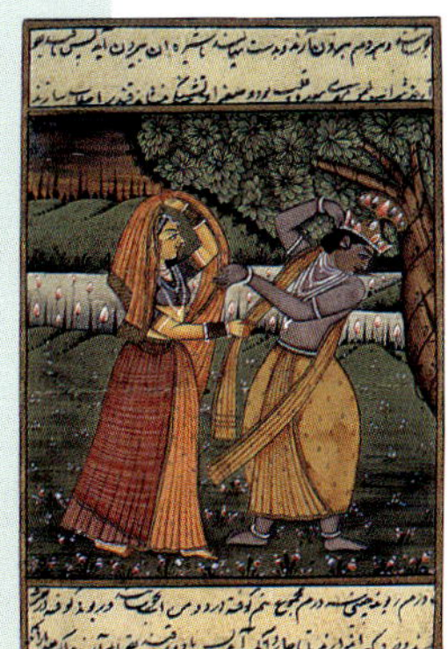

피부와 모발에 좋은 오일 ● 2

<table>
<tr><th colspan="3">피부 상태와 치료</th></tr>
</table>

사용할 오일의 방울 수가 오일 이름 앞에 표시되어 있다. 3~10세 어린이에게는 성인 사용량의 반을 사용한다.

증상	에센셜 오일	방법
단순포진, 수포, 부스럼	2 티 트리	면봉으로 에센셜 오일을 찍어 환부에 하루 두 번 바른다.
베인 상처, 타박상	5 라벤더 5 티 트리	베이스 로션 20밀리리터(4작은술)에 왼쪽의 오일을 혼합하여 응급처치에 사용한다. 환부에 하루 두 번 바르고 1회용 반창고를 붙인다.
습진 / 피부염 : 손가락 사이의 주름이나 균열	2 로즈 8 로먼 캐모마일	베이스 로션 20밀리리터(4작은술)에 왼쪽의 오일을 혼합하여 환부에 하루 두 번 바른다.
건선 : 부드러운 피부의 넓은 부분이 하얗게 일어남, 표피가 얇아짐	3 네롤리 7 프랑킨센스	베이스 크림 20그램에 왼쪽의 오일을 혼합하여 환부에 하루 두 번 바른다.
일광 화상	4 로먼 캐모마일 6 라벤더	베이스 로션 20밀리리터(4작은술)에 왼쪽의 오일을 혼합하여 필요에 따라 바른다.
발진 : 두드러기, 화상에 의한 물집. 발진이 심하면 의사와 상의한다.	2 팔마로사 3 로먼 캐모마일	환부에 20분간 냉찜질한다.
피부의 울혈 / 무감각 : 영양 부족이나 중앙난방의 영향	4 프랑킨센스 6 레몬	호호바 오일 20밀리리터(4작은술)에 왼쪽의 오일을 넣어, 작은술의 반 정도로 환부에 매일 마사지한다.

벌레 물림 치료와 방충제

열대 지역을 여행하거나 그곳에 살고 있는 경우에 알아두면 편리한 오일이 몇 가지 있다. 에센셜 오일의 혼합제를 효과적으로 사용하면 모기에 물리지 않을 수 있다.

파출리 4방울과 라벤더 6방울, 또는 레몬그라스 3방울과 아틀라스 시더우드 7방울을 스위트 아몬드 오일 20밀리리터(4작은술)에 넣는다. 모기가 많은 저녁이라면 깨끗한 피부에 오일을 바른다. 밤에는 레몬그라스 3방울과 라벤더 3방울을 넣어 증발기에서 향이 나게 하면 모기가 도망간다.

모기에 물리면 바로 티 트리 원액 2방울을 면봉으로 바른다. 티 트리는 곤충 독에 효과가 있으며 감염증을 억제한다. 하루에 세 번 바른다.

주요 에센셜 오일

자극적인 **레몬그라스** 오일은 방충 효과가 있다.

오렌지

Citrus sinensis '중국의 오렌지'를 의미하는 학명이 말해 주듯이 오렌지 나무는 중국이 원산지이다. 과피를 압착하여 추출하는 오일은 향기가 달콤하고 상쾌해 향수, 화장품, 조미료 등에 널리 사용된다. 이 오일은 소화를 촉진하는 작용을 하기 때문에 아이들에게도 안심하고 사용할 수 있다. 상쾌한 향으로 입안에 침이 돌게 한다.

자료

학명
Citrus sinensis

식물의 형태
작은 상록수. 식용 오렌지가 열린다

추출 부위
과피

향
달고 상쾌한 과일 향

원산지
미국, 브라질

안전성
독성 · 자극성 없음. 광독성 위험이 없음

효능
살균, 피부를 젊게 함. 소화 촉진, 신경 진정

주된 사용
피부 관리 : 지성 · 혼합성 피부, 어두운 안색, 10대 여드름

기타 용도
소화불량, 변비

정신 작용
항우울 작용이 뛰어남. 온화하고 달콤한 향기가 스트레스 해소를 촉진함

배합하기 좋은 오일
페티그레인, 네롤리, 라벤더, 제라늄, 페퍼민트, 진저

소화
오렌지는 특히 아이들이 좋아한다. 또한 소화를 촉진한다.

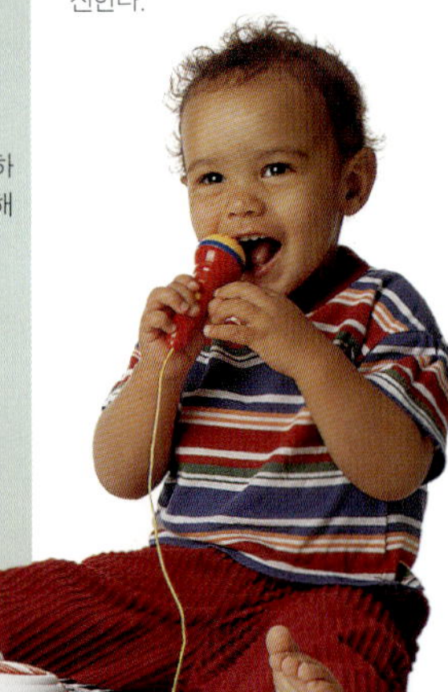

네롤리

Citrus aurantium var. amara 네롤리(오렌지 꽃)는 꽃 향기가 나는 오일이다. 소량의 오일을 추출하는 데 많은 꽃이 필요하기 때문에 가격이 비싸다. 오렌지 꽃은 부드럽고 온화한 향기가 신부의 긴장을 풀어주므로 전통적으로 신부의 부케에 사용되고 있다.

자료

학명
Citrus aurantium var. amara

식물의 형태
높이가 10미터에 이르는 상록수. 광택 있는 진초록 잎이 나고 향기 많은 흰 꽃이 핀다.

추출 부위
꽃

향
상쾌한 오렌지의 톱 노트. 약간의 초목 향기가 나는 따뜻한 꽃 향기의 언더톤

원산지
이탈리아, 모로코

안전성
독성·자극성 없음

효능
피부를 젊게 함. 상처 치료, 경련 진정, 항우울

주된 사용
피부 관리 : 건성 피부, 민감 피부, 노화 피부, 상처

기타 용도
위경련, 소화불량, 과민성 장 증후군, 대장염

정신 작용
뛰어난 정신 안정 작용을 해 공포나 쇼크로 심리가 불안정할 때 좋음

배합하기 좋은 오일
프랑킨센스, 로즈, 라벤더, 레몬, 파출리, 샌들우드

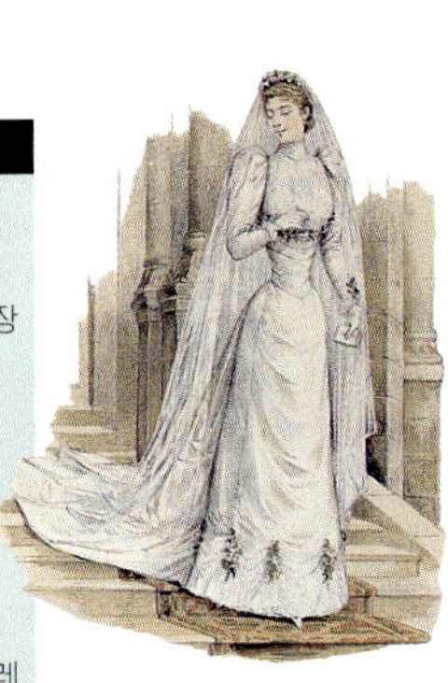

마음을 진정시키는 작용
결혼하는 신부의
긴장을 완화하기 위해
네롤리를 부케에
사용한다.

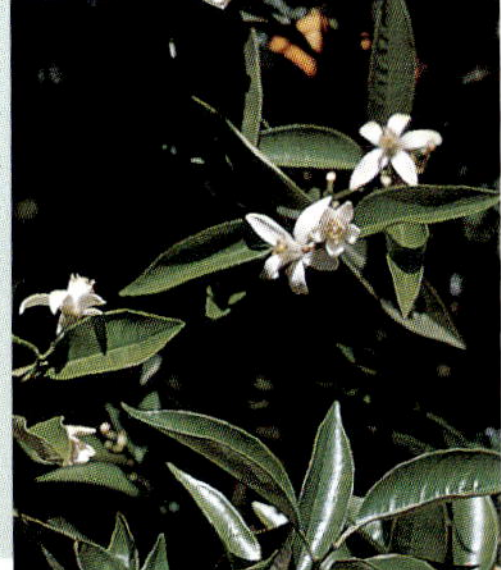

오렌지 잎
페티그레인은 비터 오렌지 잎에서 추출되는 에센셜 오일이다.

근육과 순환기에 좋은 에센셜 오일

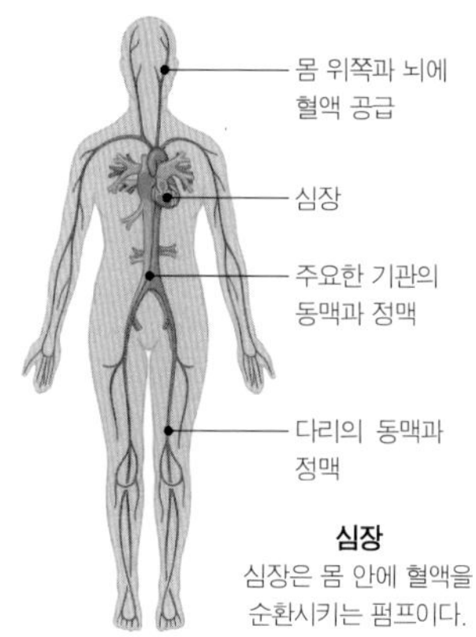

심장
심장은 몸 안에 혈액을 순환시키는 펌프이다.

에센셜 오일은 순환기나 근골격계 증상을 완화하는 작용을 한다. 마사지나 아로마 목욕에 사용하면 오일이 피부에 침투해 큰 효과를 볼 수 있다.

몸을 따뜻하게 해주는 오일

많은 에센셜 오일은 몸을 녹여주며, 근육이 뭉친 것을 풀어주고, 혈액순환을 개선해 준다. 혈액순환이 잘 안 되면 피부가 붉어지고 쑤시는 느낌이 든다. 손발의 냉기도 혈액순환이 잘 안 되어 생기는 증상이다. 이런 때는 몸을 녹여주는 로즈메리나 진저 등의 오일로 마사지를 하면 좋다. 피부에서 독소를 없애기도 한다.

항염증 작용을 하는 오일

어떤 에센셜 오일은 항염증 작용을 해 통증이나 부종에 효과가 있으며, 근육의 부상에도 사용할 수 있다.

고혈압

스트레스, 압박, 불안에 의한 고혈압이나 빈맥 증상을 보일 때는 심신을 이완시키는 오일 혼합제로 부드럽게 마사지하면 효과적이다. 고혈압이 있는 사람에게는 진정 작용을 하는 오일을 저농도로 만들어 사용하고, 자극적인 혼합제나 심부 마사지는 피한다.

셀룰라이트

지방 침착(피하에 지방 조직이 불규칙하게 증가하는 것)이 일어나서 수분과 해로운 물질이 피하 지방에 축적되어 단단한 덩어리를 만들고 피부가 '오렌지 껍질'처럼 된 것을 셀룰라이트라고 한다. 이 증상에는 전문 치료사에게 심부 마사지를 받는 것이 가장 좋다. 지방 침착은 단기간에 치료할 수 없다. 아로마테라피를 받으면서, 자연 식품을 섭취하고, 커피와 담배를 피하며, 정기적인 운동과 아울러, 해독 작용을 하는 오일 혼합제로 매일 마사지하는 등의 해독 요법을 적어도 2개월 정도 계속해야 한다. 인내심이 필요한 치료이다.

셀룰라이트 치료에 효과가 있는 혼합제는, 스위트 아몬드 오일 20밀리리터(4작은술)에 주니퍼 3방울, 레몬 4방울, 페널 3방울을 넣는다. 이 혼합제로 환부를 하루 두 번 마사지한다.

주요 에센셜 오일

로즈메리는 아픈 근육을 따뜻하게 하고 자극을 준다.

사이프러스

Cupressus sempervirens 건강과 활력을 주는 사이프러스 향기는 오래전부터 극동에서 향료로 사용되어 왔다. 고대 그리스에서 사이프러스 나무는 지하 세계의 입구로 여겨졌다. 서양 허브 의학의 아버지인 니컬러스 컬페퍼는 과다 체액을 줄이기 위해 사이프러스를 사용했다. 사이프러스의 자극적인 나무 향기는 많은 향수에 사용되고 있다.

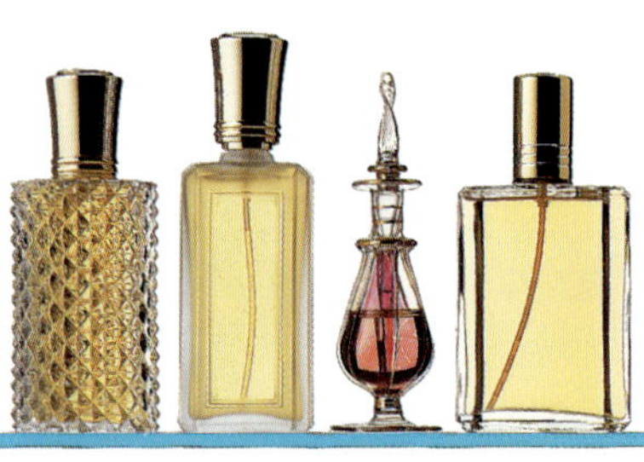

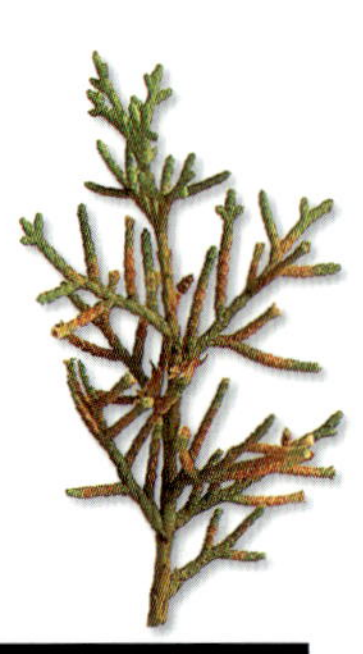

향수
사이프러스는 남성과 여성 모두의 향수에 많이 사용된다.

자료

학명
Cupressus sempervirens

식물의 형태
상록수. 둥글고 작은 갈색 열매가 열림

추출 부위
침엽과 작은 가지

향
강하고 자극적인 나무 향기, 약한 연기 향과 단 느낌

원산지
프랑스, 스페인

안전성
독성 없음. 자극성 없음

효능
국소 혈액순환 촉진, 해독, 살균, 경련 진정

주된 사용
근육과 순환기 : 통증과 고통, 경련, 혈액순환 불량, 체액 축적

기타 용도
경련성 기침, 기관지염, 지성 피부, 곪은 상처

정신 작용
호흡을 편하게 한다. 불안을 완화한다.

배합하기 좋은 오일
아틀라스 시더우드, 레몬, 로즈메리, 레몬그라스, 주니퍼

로즈메리

Rosmarinus officinalis 로즈메리는 셰익스피어의 『햄릿』에서 오필리아가 말한 '기억을 불러오는' 꽃이다. 밝고 강한 향기는 마음에 자극을 준다. 고대 그리스에서는 로즈메리의 작은 가지를 태워 강한 향기를 냈다. 오늘날에는 작은 가지를 바비큐 요리에 사용해 향을 낸다. 운전 중에 집중력을 높이려면 로즈메리 오일을 티슈에 몇 방울 떨어뜨려 걸어놓으면 좋다.

자료

학명
Rosmarinus officinalis

식물의 형태
상록 관목, 가시 같은 잎이 나고 파란색 꽃이 핌

추출 부위
잎과 작은 가지

향
상쾌한 소나무나 유칼립투스 같은 향기, 따뜻한 나무 향의 언더톤

원산지
프랑스, 스페인, 튀니지

안전성
일반적으로 독성과 자극성은 없으나 간질에는 쓰지 않는다.

효능
경련 진정, 통증 완화, 국소 혈액순환 촉진, 살균, 거담

주된 사용
근육과 순환기 : 아픔과 통증, 혈액순환 불량, 류머티즘, 체액 축적

기타 용도
두피에 힘을 주어 모발 성장을 촉진, 기침, 감기, 독감, 무기력증

정신 작용
상쾌한 향기가 집중력을 높여 뇌를 활성화함

배합하기 좋은 오일
레몬그라스, 베티버, 진저, 블랙 페퍼, 라벤더

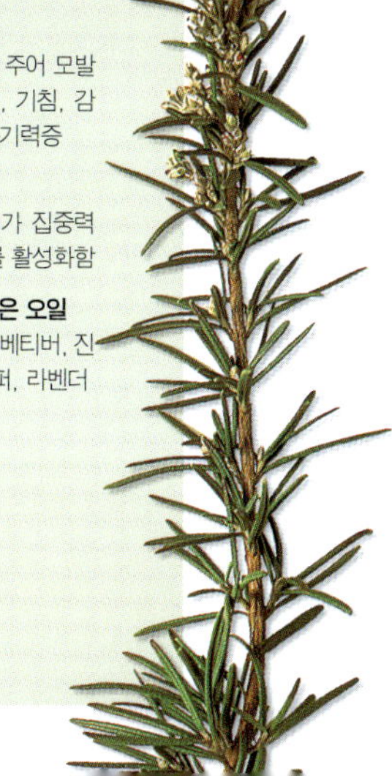

근육과 순환기에 좋은 오일 ●1

사용할 오일의 방울 수가 오일 이름 앞에 표시되어 있다. 3~10세 어린이에게는 성인 사용량의 반을 사용한다.

증상	에센셜 오일	방법
근육통 : 운동이나 정원에서 일한 후	3 진저 4 라벤더	취침 전에 더운물에 오일을 넣고 목욕하면 통증이 완화되어 잠을 자기 쉬워진다.
근육 뭉침	3 베티버 3 라벤더 4 진저	스위트 아몬드 오일 20밀리리터(4작은술)에 왼쪽의 오일을 혼합하여, 작은술의 반 정도를 하루에 두 번 환부에 바른다.
근육 경련 : 근육의 과도한 사용으로 인한 긴장	4 라벤더	통증이 가라앉을 때까지 얼음처럼 찬 냉찜질을 하루에 두 번 한다.
등의 통증 : 뭉침, 혈액순환 장애	4 로즈메리 4 진저 2 베티버	스위트 아몬드 오일 20밀리리터(4작은술)에 왼쪽의 오일을 혼합하여 그것으로 하루에 두 번 마사지하여 뭉친 것을 풀어준다.
쇠약한 근육 : 골절 치료를 위한 깁스를 제거한 후 등	4 로즈메리 4 진저 2 라벤더	스위트 아몬드 오일 20밀리리터(4작은술)에 왼쪽의 오일을 혼합한다. 작은술 하나의 혼합제로 환부를 하루에 두 번 마사지하면 혈액순환을 촉진하고, 근육이 늘어난다.
염좌 : 힘줄의 손상이나 늘어남, 발목의 염좌(삠) 등	2 페퍼민트 2 라벤더	손과 발을 심장보다 높이 두고, 얼음처럼 찬 냉찜질을 부기가 빠질 때까지 하루에 두 번 한다.

관절염

관절염에는 여러 종류가 있는데, 그중에는 특별한 치료가 필요한 것도 있다. 치료가 제대로 되는 건지 의심이 들면 의사와 상의한다.

골관절염은 관절의 소모와 손상으로 생긴다. 고령자에게 많으며, 경직, 통증, 혈액순환 장애 등을 일으킨다. 몸을 따뜻하게 하는 혼합제가 필요하다. 스위트 아몬드 오일 20밀리리터(4작은술)에 블랙 페퍼 4방울, 라벤더 4방울, 베티버 2방울을 더한다. 작은술 반 정도의 혼합제로 환부를 하루에 두 번 마사지한다.

류머티즘성 관절염은 관절이 붉게 부어 갑자기 증상이 악화되는 경향이 있다. 전신에 아픔이나 고통, 피로감이 나타난다. 항염증 작용을 하는 에센셜 오일 혼합제를 가볍게 바르며, 마사지는 하지 않는다. 베이스 로션 20밀리리터(4작은술)에 로먼 캐모마일 5방울과 라벤더 5방울을 혼합해 쓴다.

주요 에센셜 오일

진저는 경직된 관절을 부드럽게 한다.

레몬그라스

Cymbopogon citratus 레몬그라스는 인도 원산으로, 향기가 많은 허브이다. 인도에서는 전통적으로 열을 가라앉히고 감염증을 치료하는 데 사용해 왔다. 레몬그라스는 여행지나 열대 지방에서 방충제로 사용할 수 있는 편리한 오일이다. 레몬그라스 2방울을 증발기에 넣어 향이 나게 하면 모기를 쫓을 수 있다. 또 이 오일은 무알코올 음료의 천연 향료로 사용된다.

자료

학명
Cymbopogon citratus

식물의 형태
방향성 열대 식물

추출 부위
신선한 전초(全草)

향
강한 레몬 향, 자극적이고 무거운 향, 약한 흙 향의 언더톤

원산지
인도

안전성
과민한 피부, 손상된 피부에는 사용하지 않음

효능
진통, 국소 혈액순환 촉진, 소화 촉진

주된 사용
근육과 순환기 : 통증과 고통, 경련, 경직, 혈액순환 장애, 근육 긴장

기타 용도
소화불량, 대장염, 위장 장애

정신 작용
기분을 밝게 하는 작용

배합하기 좋은 오일
프랑킨센스, 로즈메리, 진저, 베티버, 샌들우드, 페퍼민트

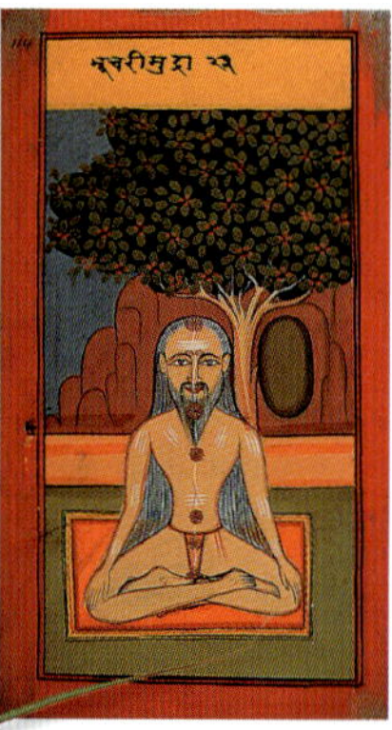

인도
강력하고 매혹적인 오일은 인도에서 많이 생산된다.

주니퍼

Juniperus communis 스위스에서는 폐의 감염이나 감기 예방에 주니퍼 열매로 만든 잼을 사용한다. 주니퍼 오일은 전통적으로 진의 향료로 사용되어 왔다. 이 오일은 강력한 이뇨 작용을 한다. 주니퍼 열매를 증류하여 오일을 만들기까지 2년이 걸린다. 열매에서 채취한 오일이 나무껍질이나 작은 가지에서 얻는 오일보다 품질이 좋다.

자료

학명
Juniperus communis

식물의 형태
높이가 6미터쯤인 상록 관목

추출 부위
검게 익은 열매

향
톡 쏘는 향기, 풀과 소나무 같은 상쾌한 향기. 나무 향의 언더톤

원산지
중앙 유럽

안전성
일반적으로 독성은 없음. 임신 중 사용을 피함

효능
경련 진정, 국소 혈액순환 촉진, 해독, 이뇨, 살균

주된 사용

근육과 순환기 :
쑤심, 아픔, 경련, 셀룰라이트, 체액 축적, 통풍

기타 용도
체중 감량, 감기, 독감, 지성 피부, 무기력

정신 작용
기분을 고양시켜 활력을 준다. 정신 피로와 불안에 효과적

배합하기 좋은 오일
레몬, 페널, 유칼립투스, 로즈메리, 사이프러스

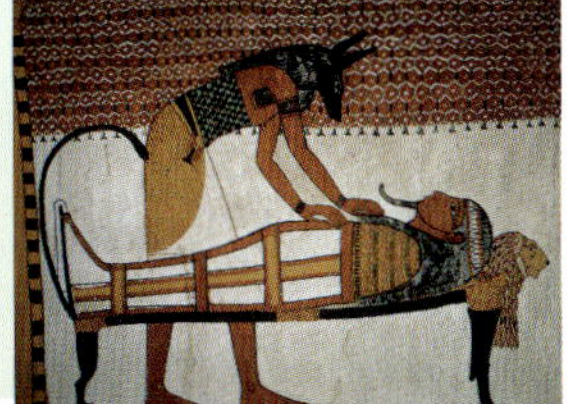

정화 작용
고대 이집트에서는 질병 치료에 주니퍼를 사용했다.

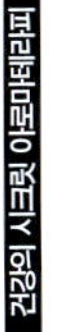

근육과 순환기에 좋은 오일 ●2

사용할 오일의 방울 수가 오일 이름 앞에 표시되어 있다. 3～10세 어린이에게는 성인 사용량의 반을 사용한다.

증상	에센셜 오일	방법
혈액순환 장애 : 손발 끝 냉기	3 진저 3 블랙 페퍼	욕조에 더운물을 채우고 왼쪽의 오일을 넣는다. 피부를 솔로 문질러 혈액순환을 촉진하고 욕조에 들어간다.
저혈압 : 무기력, 지치기 쉬움, 손발의 냉기, 일어설 때 어지러움. 증상이 오래가면 의사와 상의한다.	3 베티버 2 레몬그라스 5 로즈메리	그레이프시드 오일 20밀리리터(4작은술)에 왼쪽의 오일을 넣는다. 이 혼합제로 주 1회 전신을 마사지하여 혈액순환을 촉진하고 신체에 활력을 준다.
부종 : 체액 축적. 증상이 오래가면 의사와 상의한다.	3 주니퍼 4 레몬 3 페널	스위트 아몬드 오일 20밀리리터(4작은술)에, 이뇨 작용이 있는 왼쪽의 오일을 혼합하여 심장을 향해 위쪽으로 환부를 마사지한다.
림프액 축적 : 독소가 쌓여 기력이 저하된다.	4 페널 2 주니퍼 4 사이프러스	그레이프시드 오일 20밀리리터(4작은술)에 왼쪽의 오일을 혼합하여 작은 술 하나 분량의 오일로 주 2회 발과 다리를 마사지한다. 또한 신선한 식품을 먹고 집 밖에서 운동한다.
	4 주니퍼 6 로먼 캐모마일	베이스 로션 20밀리리터(4작은술)에 왼쪽의 오일을 넣어, 환부에 가볍게 바르고 심부 마사지는 피한다.

두근거림, 고혈압, 하지 정맥류

스트레스에 의해 특히 맥박의 증가가 평상시보다 빈번히 나타나는 경우에는 의사의 진단을 받을 필요가 있다. 라벤더 4방울과 네롤리 3방울을 사용하여 목욕을 하면 어느 정도 진정된다.

고혈압에는 피부를 가볍게 마사지하면 효과가 있으나 심부 마사지는 피한다. 그레이프시드오일 20밀리리터(4작은술)에 샌들우드 7방울과 일랑일랑 3방울을 혼합하여 작은술 하나의 분량으로 매일 목과 어깨를 마사지한다.

하지 정맥류에는 피부를 차게 하는 로션을 가볍게 바르면 효과가 있다. 그러나 환부를 직접 마사지하지는 않는다. 베이스 로션 20밀리리터(4작은술)에 로먼 캐모마일 5방울과 팔마로사 5방울을 혼합하여 로션을 만든다.

주요 에센셜 오일

일랑일랑은 불안한 마음을 진정시키고 스트레스를 해소한다.

마요라나

Origanum marjorana 마요라나는 향신료나 약초로 흔히 사용되는 허브이다. 몸을 따뜻하게 해 심신을 진정시키고 불안이나 신경의 긴장 완화에 도움이 된다. 볕이 잘 들고 물이 잘 빠지는 곳에 심으면 기르기도 쉽다. 옛날에는 이 허브를 넣은 '스위트 주머니'를 목욕할 때 사용했다.

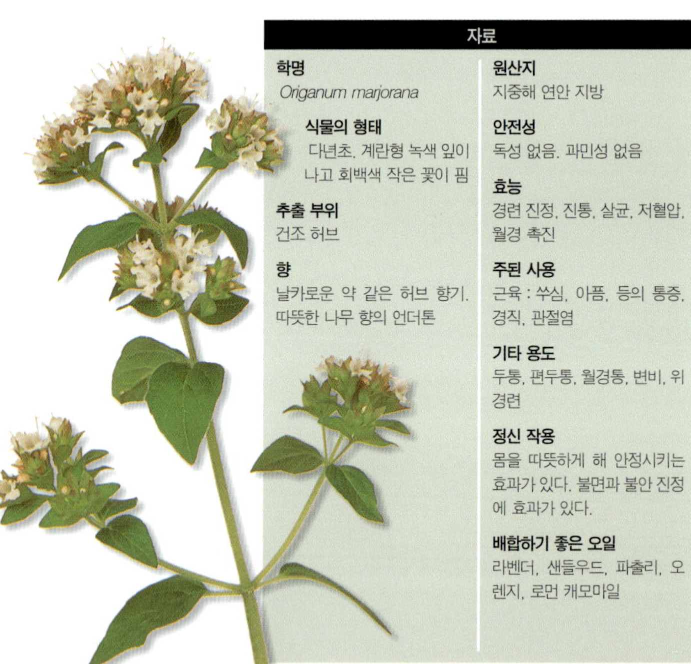

자료

학명
Origanum marjorana

식물의 형태
다년초. 계란형 녹색 잎이 나고 회백색 작은 꽃이 핌

추출 부위
건조 허브

향
날카로운 약 같은 허브 향기. 따뜻한 나무 향의 언더톤

원산지
지중해 연안 지방

안전성
독성 없음. 과민성 없음

효능
경련 진정, 진통, 살균, 저혈압, 월경 촉진

주된 사용
근육 : 쑤심, 아픔, 등의 통증, 경직, 관절염

기타 용도
두통, 편두통, 월경통, 변비, 위경련

정신 작용
몸을 따뜻하게 해 안정시키는 효과가 있다. 불면과 불안 진정에 효과가 있다.

배합하기 좋은 오일
라벤더, 샌들우드, 파출리, 오렌지, 로먼 캐모마일

베티버

Vetiveria zizanoides 인도에서는 베티버 잎을 엮어 매트를 만든다. 동양에서 '진정시키는 오일'로 알려져 있다. 깊은 연기 향, 흙 향은 마음에 평안을 가져다준다. 향수를 만들 때 베이스 노트로 사용한다. 스트레스 해소 효과도 뛰어나 아로마테라피 시술에 많이 사용된다.

자료

학명
Vetiveria zizanoides

식물의 형태
키가 큰 방향 식물, 뿌리에 강한 향기가 있음

추출 부위
뿌리

향
흙 향, 관능적이고 따뜻함, 연기 향

원산지
자바, 아이티 섬, 레위니옹 섬

안전성
독성 없음. 자극성 없음

효능
경련 진정, 국소 혈액순환 촉진, 신경 진정

주된 사용
근육 : 쑤심, 아픔, 등의 통증, 경직, 관절염

기타 용도
월경통, 위경련

정신 작용
우울증이나 불안을 완화하고 활력을 준다. 최음 작용도 함

배합하기 좋은 오일
네롤리, 재스민, 파츌리, 로즈, 라벤더, 페티그레인

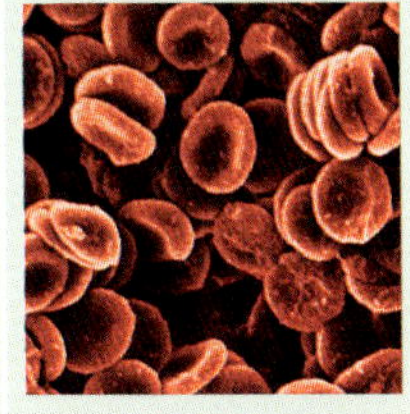

적혈구
베티버는 몸을 따뜻하게 하여 혈액순환을 촉진한다.

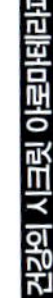

호흡기에 좋은 에센셜 오일

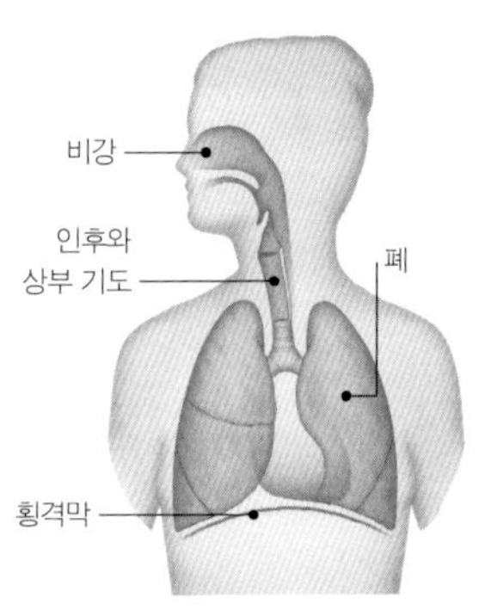

흡입

흡입된 에센셜 오일은
곧바로 기도에 도달한다.

에센셜 오일은 호흡기 질환을 효과적으로 치료한다. 유칼립투스 등 흔히 사용하는 오일의 대부분은 흡입하면 폐에 모인 가래를 부드럽게 하여 배출을 쉽게 한다. 또한 호흡을 깊어지게 하여 기도의 경련을 억제한다.

오일 사용법

오일의 효과를 크게 하려면 용도에 따라 사용법을 바꿀 필요가 있다. 전기식 또는 촛불식 증발기를 침실이나 작업장에 두어 점막 충혈 제거 작용을 하는 오일의 향이 배게 하면 좋다. 취침 전 아로마 목욕은 매우 효과적이다. 뜨거운 욕조 물에 사용하여 온화한 증기를 들이마시면, 몸이 이완되어 쾌적한 수면을 취할 수 있다.

가슴 마사지용 혼합제를 만들어 아침저녁으로 가슴에 바르면 호흡하기가 편해지고 울혈을 완화할 수 있다. 가슴에 잘 문질러 바르고 따뜻한 천으로 감싼다. 마지막으로, 족탕은 오한이나 냉기에 매우 효과적인 치료법이다. 20분 동안 발을 담그고 나서 따뜻하게 감싸준다.

고전적인 흡입법으로는, 끓는 물에 유칼립투스와 레몬을 3방울씩 넣고 머리에 수건으로 감싸 덮고 깊이 숨을 들이마신다. 마스크가 포함된 흡입기가 판매되고 있어 힘

들이지 않고 간편하게 모든 과정을 진행할 수 있으며, 필요한 경우에는 직장에서도 사용할 수 있다. 가까운 약국에서 구입할 수 있다.

흡입할 때 주의할 점

열탕 증기에 의해 기도에 화상을 입는 경우가 있다. 항상 1~2분 식혀서 사용해야 한다.

흡입하는 증기의 농도가 높으므로 천식에는 사용하지 않는다.

흡입할 때 안경이나 콘택트렌즈를 뺀다.

가끔 수건을 들어 올려 신선한 공기를 들이마신다.

어린아이가 흡입할 때는 계속 살펴야 한다.

주요 에센셜 오일

유칼립투스는 폐 질환에 의한 기침이나 감기에 효과가 있는 전형적인 오일이다.

유칼립투스

Eucalyptus globulus 유칼립투스는 오스트레일리아가 원산인 살균력이 강한 흉부 치료제이다. 감기, 독감, 근육통 등에 쓰는 약제 성분으로 사용되고 있다. 유칼립투스 나무의 종은 약 700종 이상이며, 아로마테라피에서는 글로불루스(블루 검) 종을 가장 많이 사용한다. 유칼립투스 향을 맡으면 곧바로 기분이 좋아진다.

자료

학명
Eucalyptus globulus

식물의 형태
큰 상록수. 청록색 잎과 매끄럽고 흰 나무껍질이 특징적

추출 부위
잎과 어린 작은 가지

향
강하고 자극적인 약 같은 향기와 나무 향의 언더톤

원산지
오스트레일리아, 중국

안전성
독성 없음. 민감성 없음

효능
살균, 거담, 소염, 국소 혈액순환 촉진

주된 사용
호흡기 : 감기, 독감, 기침, 기관지염, 폐 감염

기타 용도
근육의 아픔과 고통, 골관절염, 등의 통증, 피부 감염

정신 작용
밝고 상쾌하며 깨끗하고 개방적인 기분이 된다

배합하기 좋은 오일
레몬, 페퍼민트, 티 트리, 아틀라스 시더우드

응급 처치

유칼립투스는 가정용 구급상자에 들어가는 필수품이다.

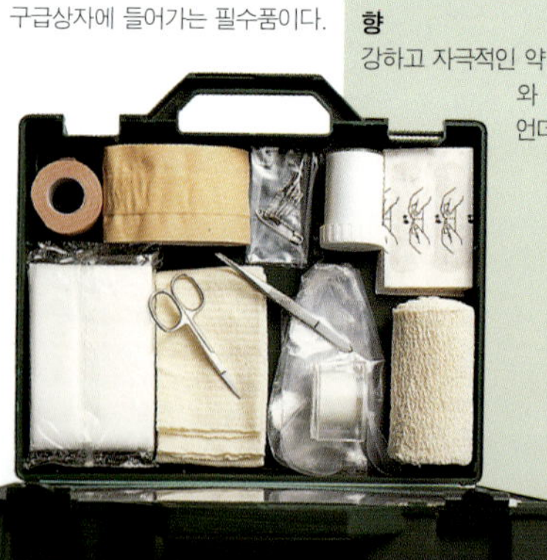

레몬

Citrus limonum 레몬은 지중해 연안 지방에서 감염 예방 약으로 널리 사용되고 있다. 향기가 강하고 좋으며 주로 시칠리아에서 생산되고 있다. 과피에서 오일을 압착 추출하며, 껍질 안쪽을 긁어내고 살펴보면 오일이 들어 있는 작은 주머니가 있다.

자료

학명
Citrus limonum

식물의 형태
작은 상록수. 향기가 좋은 즙이 많은 노란색 과실이 열린다

추출 부위
과피

향
밝고 상쾌하며, 과즙처럼 달콤한 향기

원산지
지중해 연안 지방

안전성
광독성 있다. 오일 사용 후 한두 시간 이내에는 피부를 자외선에 노출하지 말 것

효능
살균, 면역력 강화, 해독, 거담, 항우울

주된 사용
호흡기 : 감기, 독감, 부비강염, 기관지염, 폐 감염

기타 용도
지성 피부. 여드름, 골관절염, 림프 정체, 무기력

정신 작용
항우울, 기분 고양, 행복감을 높임

배합하기 좋은 오일
라벤더, 페퍼민트, 아틀라스 시더우드, 네롤리, 파출리

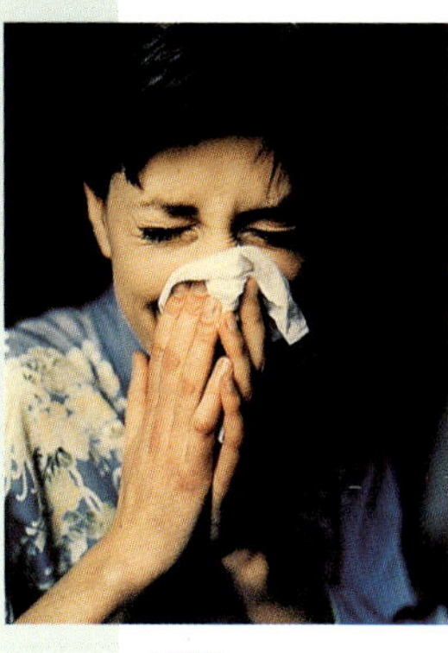

감기약
레몬은 기침, 감기, 독감 등의 치료에 널리 사용된다.

호흡기 질환에 좋은 오일 ●1

<table>
<tr><td colspan="3" style="background:black;color:white">호흡기 상태와 치료</td></tr>
</table>

사용할 오일의 방울 수가 오일 이름 앞에 표시되어 있다. 3~10세 어린이에게는 성인 사용량의 반을 사용한다.

증상	에센셜 오일	방법
기관지염 : 감기나 독감에 동반된 폐 감염	4 티 트리 4 아틀라스 시더우드	하루 두 번 흡입한다.
	5 티 트리 5 유칼립투스	그레이프시드 오일 20밀리리터(4작은술)에 왼쪽의 오일을 넣어 가슴 마사지용 혼합제를 만든다. 작은술의 반 정도를 아침저녁 가슴에 바른다.
부비강염 : 막히고 아픈 부비강. 녹색이나 연한 노란색 고름이 나온다.	4 티 트리 2 페퍼민트	하루 두 번 흡입한다.
	6 티 트리 4 레몬	그레이프시드 오일 20밀리리터(4작은술)에 왼쪽의 오일을 혼합하여, 작은술의 반 정도를 얼굴에 가볍게 마사지한다. 특히 밤에 효과적이다.
마른기침 : 목이 얼얼하게 아프다. 가래는 나오지 않는다.	2 샌들우드 4 아틀라스 시더우드	아침저녁 흡입한다.
가래가 있는 기침 : 투명한 흰색이나 녹색 가래가 나온다.	4 티 트리 4 유칼립투스 2 페퍼민트	스위트 아몬드 오일 20밀리리터(4작은술)에 왼쪽의 오일을 넣어 가슴 마사지용 혼합제를 만든다. 작은술의 반을 아침저녁으로 가슴에 바른다.
목의 감염 : 목의 통증, 음식을 삼키기 어렵다.	2 샌들우드	목 외부에 원액을 발라 가볍게 비빈다. 양치질도 효과적이다. 따뜻한 물에 에센셜 오일을 넣어 잘 혼합한다. 입에 물고 양치질을 하고 뱉는다.

천식

기도의 수축으로 가슴이 답답하고 호흡이 어려우며, 특히 어린아이에게 위험하다. 아로마테라피가 어느 정도 도움이 되지만 의사가 처방한 약을 중단하지 않고 계속 복용하는 것이 중요하다. 취침 전에 아틀라스 시더우드 2방울과 라벤더 4방울을 증발기에 넣어 향이 나게 하면 수면에 도움이 된다. 이 오일의 아로마 목욕도 효과적이다. 어린아이에게 사용할 경우에 에센셜 오일의 양을 반으로 하는 것에 주의해야 한다.

라벤더는 천식에 매우 효과가 있는 오일이며, 기분을 이완시킬 뿐만 아니라 부드럽게 경련을 가라앉혀 고통을 완화하고 증상을 없앤다. 아틀라스 시더우드와 프랑킨센스는 호흡을 편하게 해주며, 가슴에 편안한 해방감을 준다.

어린아이의 치료

3~10세 어린아이에게도 시술할 수 있으나 에센셜 오일의 양을 반으로 줄여야 한다. 침실에 유칼립투스 3방울과 라벤더 3방울을 증발시키면 수면에 도움이 된다.

주요 에센셜 오일

아틀라스 시더우드를 증발기에 넣어 사용하면 호흡이 편해진다.

아틀라스 시더우드

Cedrus atlantica 이 오일은 높이가 40미터나 되는 거대하고 아름다운 나무에서 추출된다. 나무는 큰 텐트 같은 모양이며, 그 그늘에 들어가 거대한 줄기를 올려다보면, 나무 향기에 싸여 명상의 경지에 잠길 수 있다.

자료

학명
Cedrus atlantica

식물의 형태
큰 상록수. 적갈색의 향기 나는 줄기가 특징이다.

추출 부위
목질부

향
약과 같은 톱 노트. 따뜻하고 달콤한 나무 향의 언더톤

원산지
아틀라스 산맥(북아프리카)

안전성
독성 없음. 자극성 없음

효능
거담, 경련 진정, 피부를 젊게 함. 신경 안정

주된 사용
호흡기 : 기침, 기관지염, 폐 감염, 천식

발
아틀라스 시더우드는 발꿈치 피부의 균열 치료에 도움이 된다.

기타 용도
습성 습진, 노화 피부, 비듬, 여드름

정신 작용
스트레스를 해소시켜 기분을 온화하게 함. 불안 완화

배합하기 좋은 오일
프랑킨센스, 로즈, 파출리, 유칼립투스, 레몬

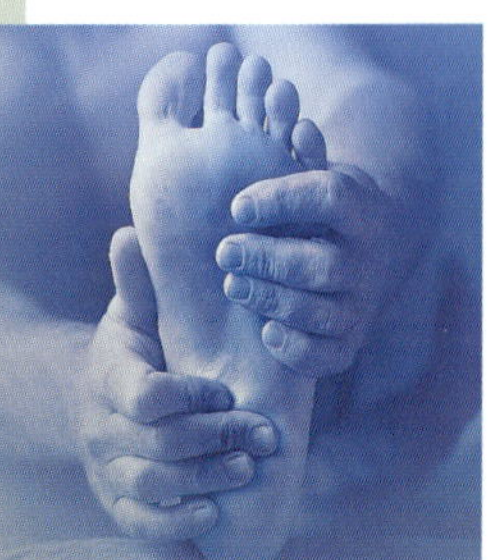

샌들우드

Santalum album 수천 년의 역사를 지닌 이 아름다운 오일은 인도 원산이다. 샌들우드 나무에서 질 좋은 오일을 추출하기까지는 30년 가까운 세월이 걸린다. 인도에서는 강장제, 사원의 향료, 향수의 성분 등으로 사용하며 매우 귀하게 여긴다. 향기가 풍부해 남성과 여성이 모두 애용한다.

자료

학명
Santalum album

식물의 형태
작은 상록수. 나무줄기 중심부에 향기가 있다.

추출 부위
목질부

향
부드럽고 달며, 따뜻하고 풍부한 향기, 나무 향의 방향성 언더톤

원산지
인도

안전성
독성 없음, 자극성 없음

효능
거담, 살균, 피부를 젊게 함, 생식비뇨기의 강장

주된 사용
호흡기 : 마른기침, 가래가 있는 기침, 목의 통증, 기관지염

기타 용도
여드름, 지성 피부, 노화 피부, 방광염, 칸디다증

정신 작용
마음을 깊이 이완시켜 온화하게 한다. 우울, 불안, 불면에 효과적

배합하기 좋은 오일
벤조인, 로즈, 네롤리, 레몬, 파출리, 아틀라스시더우드

기분의 진정
부드러운 나무향이 나는 샌들우드는 명상에 도움이 된다.

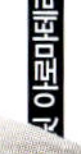

호흡기 질환에 좋은 오일 ● 2

호흡기 상태와 치료		
사용할 오일의 방울 수가 오일 이름 앞에 표시되어 있다. 3~10세 어린이에게는 성인 사용량의 반을 사용한다.		
증상	**에센셜 오일**	**방법**
편도선염 : 목 안쪽의 편도선이 염증을 일으켜, 두통, 열, 귀의 통증을 동반한다. 의사의 진료를 받을 필요가 있다.	3 티 트리 3 유칼립투스	아로마테라피는 감염된 몸의 면역력을 높이는 작용을 한다. 왼쪽의 오일을 침실의 증발기에 넣어 사용하면 좋다.
백일해 : 의사의 진단을 받을 필요가 있다.	3 유칼립투스 3 아틀라스 시더우드	이 경우 병원 치료를 보조해 아로마테라피를 이용한다. 왼쪽의 오일을 증발기에 넣어 사용하면 호흡이 편해진다. 목욕할 때 욕조에 라벤더를 2방울 넣으면 수면에 도움이 된다.
꽃가루 알레르기 : 화분, 먼지, 진균류, 동물의 털 등에 의한 코나 기관의 알레르기	2 페퍼민트 4 라벤더	왼쪽의 오일을 증발기에 넣어 사용하면 호흡이 편해진다. 티슈에 떨어뜨려 흡입해도 좋다.
만성 비염 : 증상이 만성적으로 계속되면 면역력과 배출력 저하 증상이 나타난다.	2 로즈메리 2 페퍼민트	낮 동안 왼쪽의 오일을 티슈에 떨어뜨려 흡입하며 염증을 완화한다.
후두염 : 감염에 의한 성대의 염증. 개가 짖는 듯한 기침이 되며, 목소리가 나오지 않는 경우도 있다.	2 티 트리 2 유칼립투스 2 샌들우드	왼쪽의 오일을 하루 두세 번 흡입하여 목을 편하게 한다.

감기와 독감

감기나 독감의 전조가 보이면, 먼저 면역력을 높이는 효과가 있는 티 트리 2방울, 블랙 페퍼 2방울, 베르가모트 2방울을 사용하여 취침 전에 목욕한다. 매일 저녁 이렇게 반복하고, 가능하면 푹 쉰다. 티 트리 3방울과 유칼립투스 3방울을 증발시켜 공기를 정화해도 좋다. 가슴 마사지용 혼합제를 만들려면, 스위트 아몬드 오일 20밀리리터(4작은술)에 티 트리 4방울, 샌들우드 2방울, 레몬 4방울을 넣고, 작은술의 반을 하루 두 번 가슴에 바른다.

아로마테라피는 신체를 이완시켜 쉬게 하고, 코 · 인후 · 가슴이 막히는 증상을 해소하며, 지속적으로 치료하면 감염 기간을 최소화할 수 있다.

주요 에센셜 오일

레몬 오일은 면역력을 높이는 효과가 있다.

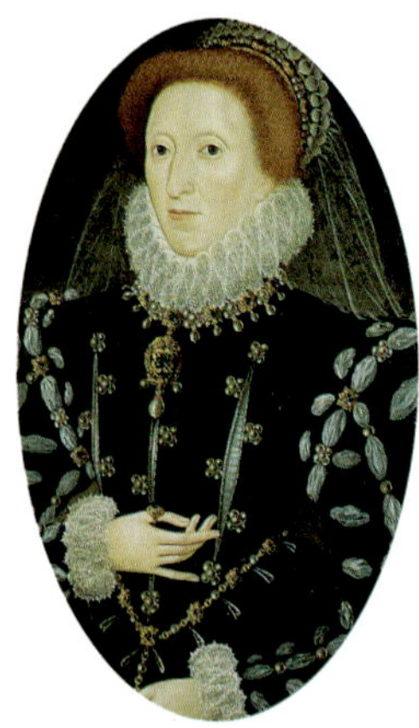

벤조인

Styrax benzoin 동양에서 벤조인은 매우 진귀한 향기나 약으로 사용되고 있다. 서양에서는 옛날부터 프라이어 발삼(안식향)이라는 호흡기 약의 성분으로 사용되었다. 16세기 이것이 벤저민 수지로 알려져 있던 시절 영국 여왕 엘리자베스 1세는 이 향기를 좋아했다. 아로마테라피에서는 스트레스를 해소하는 오일로 높이 평가되고 있다.

왕실의 사용

벤조인은 엘리자베스 1세가 좋아했던 향기이다.

자료

학명
Styrax benzoin

식물의 형태
열대 나무. 줄기에 상처를 내면 수지 분비가 촉진된다.

추출 부위
수지. 에센셜 오일을 추출하기 위해서는 용제를 이용하여 수지를 액화한다.

향
달고 풍부한 바닐라 향기

원산지
수마트라

안전성
알레르기성 피부에는 부적합함

효능
거담. 살균. 상처 치유, 신경 진정

주된 사용
호흡기 기침, 감기, 기관지염. 폐 감염

기타 용도
베인 상처, 찰과상. 발뒤꿈치의 균열. 피부염

정신 작용
마음을 온화하게 안정시키며, 항우울, 자양 효과가 있다.

배합하기 좋은 오일
레몬, 아틀라스 시더우드, 프랑킨센스, 라벤더. 샌들우드

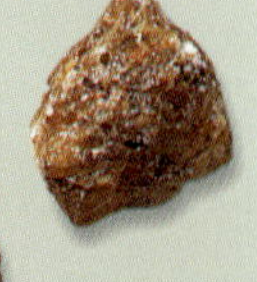

벤조인

티 트리

Melaleuca alternifolia 티 트리는 아로마테라피에서 큰 각광을 받는 오일 가운데 하나로 화장품이나 치과 제품 전반에 널리 사용되고 있다. 오스트레일리아 원산(주로 뉴사우스웨일스)인 이 오일은 원주민들이 오래도록 치료제로 사용했다. 살균, 항진균, 항바이러스 작용을 하는 티 트리 오일의 사용 범위는 매우 광범위하여, 외출 때도 가지고 다닌다.

자료

학명
Melaleuca alternifolia

식물의 형태
가는 바늘 같은 잎이 달리는 작은 나무

추출 부위
잎과 작은 가지

향
약과 같은 강한 향기, 초목처럼 상쾌하고 맑은 향기

원산지
오스트레일리아

안전성
독성 없음. 자극성 없음

효능
살균, 항균, 항진균, 거담, 항바이러스

주된 사용
호흡기 : 감기, 독감, 기관지염, 백일해

기타 용도
무좀, 칸디다증, 손톱 감염. 베인 상처에 의한 화농, 상처. 오일 원액을 피부에 직접 발라도 좋다.

정신 작용
기분을 상쾌하게 해 에너지와 정신적인 힘을 준다.

배합하기 좋은 오일
베르가모트, 블랙 페퍼, 진저, 라벤더, 아틀라스 시더우드

다양성
티 트리는 광범위하게 사용되고 있다.

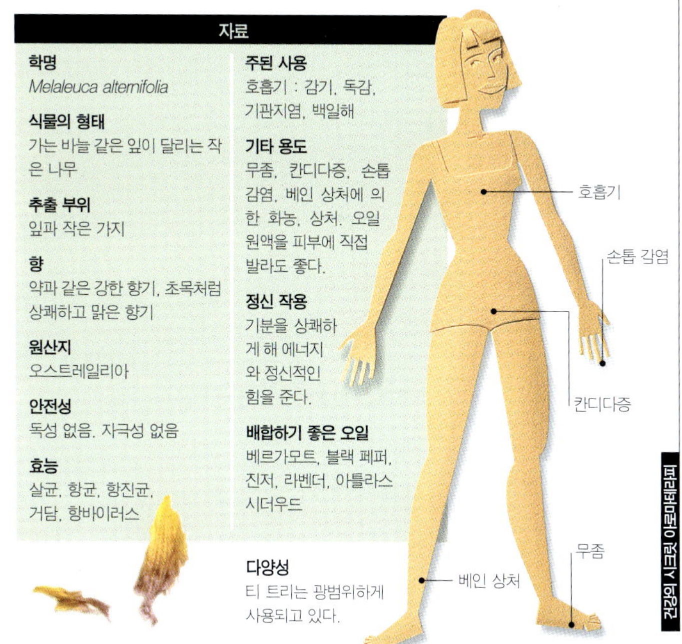

위장에 좋은 에센셜 오일

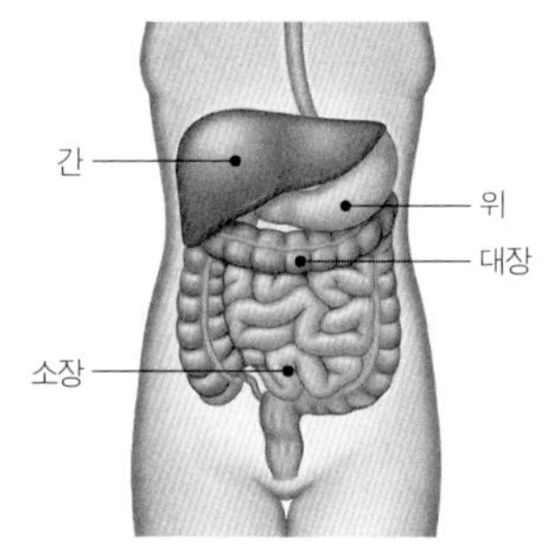

소화

효과적인 소화는 건강의 열쇠이다.

아로마테라피는 위장 질환 치료에 도움이 된다. 우리는 매일 다양한 종류의 많은 음식을 먹고 있으나, 영양소를 흡수해 필요한 에너지로 바꾸어주는 위장은 거의 의식하지 않는다.

소화 능력 강화

불규칙한 식생활을 하면 위장 기능이 나빠져서 변비 등의 문제가 생긴다. 에센셜 오일은 소화를 도와주고, 배설 리듬을 조정하며, 많은 문제를 일으키는 잠재적인 스트레스를 완화해 주는 작용을 하기도 한다. 스트레스는 소화 작용에 즉시 영향을 주며, 배를 마사지해 주면 배 근육의 긴장을 풀수 있다.

식사 습관

잘못된 식사 습관은 위장에 나쁜 영향을 줄 가능성이 있다. 스트레스, 분노, 압박감을 느끼거나 텔레비전으로 파괴적인 장면을 보면서 식사를 하면, 편안한 소화 활동에 지장을 받는다. 또 거의 운동을 하지 않고 앉아만 있으면 대장에 자극을 줄 수 없어 배설이 불규칙해진다.

휴식, 이완, 자연 식품을 위주로 한 건강한 식생활, 정기적인 운동, 그리고 긍정적 태도 등으로 균형을 맞추어야 한다. 페퍼민트, 진저, 블랙 페퍼, 레몬그라스, 오렌지 등의 에센셜 오일은 배를 따뜻하게 안정시키며 식욕을 촉진한다.

안전성

에센셜 오일을 복용해서는 안 된다는 점에 주의해야 한다. 위장의 점막은 매우 예민하기 때문에 에센셜 오일을 복용하면 손상될 수 있다. 에센셜 오일을 이용한 마사지나 아로마 목욕으로 위장의 문제를 완화할 수 있다.

실수로 에센셜 오일을 많이 마시고 중독된 사례가 있다. 따라서 모든 에센셜 오일은 아이의 손이 닿지 않는 곳에 보관해야 한다.

3~10세 어린아이의 치료에서는 캐리어 제품에 혼합하는 에센셜 오일의 양을 반으로 줄여야 한다.

주요 에센셜 오일

페퍼민트는 몸을 상쾌하게 만들며, 소화를 돕는다.

페퍼민트

Mentha piperita 고대 그리스에서는 연회 자리에서 페퍼민트로 된 관을 썼으며, 식탁을 장식하는 데에도 이용했다. 18세기 영국 서리 주 미첨에 유명한 페퍼민트 밭이 있었다. 오늘날 대부분의 페퍼민트 오일은 미국에서 생산되어 치약이나 껌의 향료로 사용되고 있다.

자료

학명
Mentha piperita

식물의 형태
번식력이 좋은 허브. 잎에서 상쾌한 민트 향기가 난다.

추출 부위
잎

향
상쾌하고 날카로운 향. 시원하고 강한 향기

원산지
미국

안전성
독성 없음. 그러나 강한 오일이므로 희석해 사용함

효능
진통, 경련 진정, 거담, 울혈 제거

주된 사용
소화기 : 소화불량, 과민성 장증후군, 변비

기타 용도
근육통, 경련, 골관절염, 기침, 부비강염

정신 작용
기분을 밝고 건강하게 만든다. 두통이나 정신적 스트레스에 효과적

배합하기 좋은 오일
레몬, 진저, 블랙 페퍼, 페널, 레몬그라스, 로즈메리

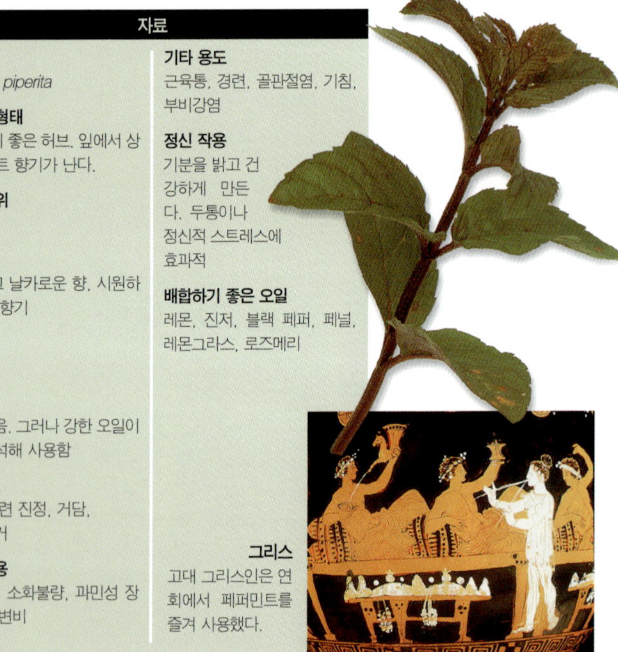

그리스
고대 그리스인은 연회에서 페퍼민트를 즐겨 사용했다.

블랙 페퍼

Piper nigrum 고대에 블랙 페퍼는 값이 매우 비쌌다. 로마 시의 배상금이 블랙 페퍼 1,360킬로그램으로 계산되었을 정도였다. 식탁의 향신료로 익숙한 것이 에센셜 오일로 사용된다는 점이 약간 놀라운 일인지도 모르지만, 블랙 페퍼는 위장에 좋고 혈액순환을 촉진하는 작용이 뛰어난 오일의 하나이다.

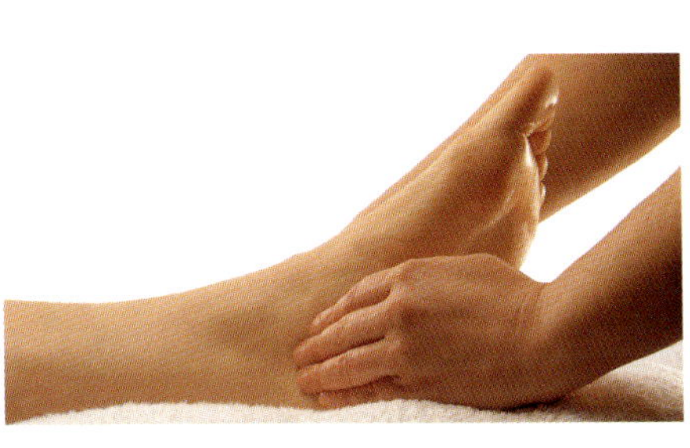

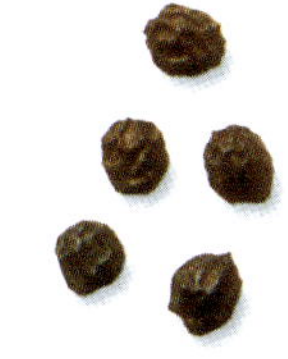

팔과 다리
블랙 페퍼는 손발의 혈액
순환 촉진에 효과적이다.

자료

학명
Piper nigrum

식물의 형태
줄기 식물. 아름다운 하트 모양의 녹색 잎과 무더기 꽃이 피고, 익으면 열매가 된다.

추출 부위
말려 부순 블랙 페퍼 열매

향
스파이시한 곰팡내, 날카롭고 달콤한 언더톤

원산지
인도

안전성
독성 없음. 자극성 없음

효능
진통, 국소 혈액순환 촉진, 경련 진정, 장내 가스 배출, 면역 강화

주된 사용
소화기 : 위경련, 소화불량, 과민성 장 증후군, 팽만감, 식욕 부진, 변비

기타 용도
근육통, 골관절염, 혈액순환, 독감, 오한

정신 작용
심신을 따뜻하게 하며, 최음 작용을 해 성적 불능이나 성적 부조화에 효과적

배합하기 좋은 오일
페널, 페퍼민트, 레몬, 베르가모트, 티 트리, 진저, 레몬그라스

위장 질환에 좋은 오일

사용할 오일의 방울 수가 오일 이름 앞에 표시되어 있다. 3~10세 어린이에게는 성인 사용량의 반을 사용한다.

증상	에센셜 오일	방법
소화 불량 : 복통, 팽만감, 구토	2 페퍼민트 4 블랙 페퍼 4 진저	그레이프시드 오일 20밀리리터(4작은술)에 왼쪽의 오일을 혼합해 작은술의 반 분량 정도 되는 혼합제로 환부를 하루 세 번 마사지한다.
변비 : 불규칙하고, 대변보기가 어려움	2 네롤리 2 페퍼민트 6 블랙 페퍼	스위트아몬드 오일 20밀리리터(4작은술)에 왼쪽의 오일을 넣는다. 작은술의 반 분량 정도 되는 혼합제로 배를 하루 세 번 원을 그리듯이 마사지한다.
구토 : 어지럼증과 땀을 동반한 메스꺼움	2 페퍼민트 또는 2 진저	티슈에 왼쪽의 오일을 떨어뜨려 흡입한다.
심한 복통 : 방귀, 변비, 장폐색 등에 의한 복통이 주기적으로 반복됨	4 진저 4 라벤더 2 페퍼민트	그레이프시드 오일 20밀리리터(4작은술)에 왼쪽의 오일을 넣는다. 원을 그리듯이 가볍게 배를 마사지하고, 따뜻하게 한다.
식욕 부진 : 병이나 정신적 스트레스에 의한 것	2 네롤리 2 로먼 캐모마일 6 베르가모트 2 네롤리 2 페넬	따뜻한 욕조에 왼쪽의 오일을 넣어 목욕하면 증상을 개선할 수 있다. 그레이프시드 오일 20밀리리터(4작은술)에 왼쪽의 오일을 더하여 그것으로 배를 가볍게 마사지한다.

과민성 장 증후군

최근 증가하고 있는 병이다. 스트레스로 장이 자극을 받아 변비와 설사가 반복되며, 복통, 팽만감 등의 증상이 나타난다. 간혹 음식 알레르기가 원인인 경우가 있으므로, 영양학 전문가에게 조언을 구한다. 또한 잠재적 스트레스를 완화하기 위해 전문가에게 아로마테라피 시술을 받으면 좋다. 자가치료를 할 때는 그레이프시드 오일 20밀리리터(4작은술)에 페퍼민트 2방울, 진저 4방울, 블랙 페퍼 4방울을 혼합하여 그것으로 배를 하루 세 번 마사지한다. 이때 더운물병으로 배를 따뜻하게 하면 오일이 잘 흡수된다.

어린아이의 안전

어린아이에게는 스위트 아몬드 오일 20밀리리터(4작은술)에 로먼 캐모마일이나 라벤더 1방울을 더하여 그것으로 배를 가볍게 마사지한다.

경고

배변 이상이 2주 넘게 계속되는 경우에는 의사의 진단을 받아야 한다.

진저

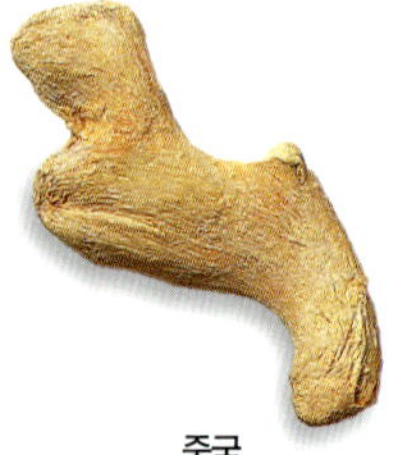

Zingiber officinale 진저(생강)는 수천 년 전부터 약제, 강장제, 향료 등으로 사용되어 왔다. 중국에서는 소화제의 주성분으로 사용되었다. 진저 뿌리에서 에센셜 오일을 충분히 추출하려면 적어도 1년 정도 자란 것이어야 한다. 감기나 독감에 효과적인 생강차는 생강 조각 한 술을 물에 넣어 10분간 끓여 만든다.

중국
따뜻하고, 자극을 주며, 기분을 상쾌하게 하는 생강은 중국에서 오랜 세월 애용되었다.

자료	
학명 *Zingiber officinale*	**원산지** 중국, 인도
식물의 형태 큰 키 식물, 길고 쌍으로 된 진초록 잎이 나고, 뿌리는 두꺼운 다육질	**안전성** 독성 없음
추출 부위 말린 뿌리	**효능** 진통, 경련 진정, 장내 가스 배출, 거담, 면역 강화
향 따뜻, 달콤, 매콤, 소프트	**주된 사용** 소화기 : 소화불량, 심한 복통, 팽만감, 과민성 장 증후군, 변비
	기타 용도 근육통, 무기력, 혈액순환 장애, 독감, 흉부 질환의 기침
	정신 작용 따뜻하게 하고 기력을 돋운다. 자신감 상실과 우울증에 효과적
	배합하기 좋은 오일 레몬, 블랙 페퍼, 레몬그라스, 페널, 오렌지

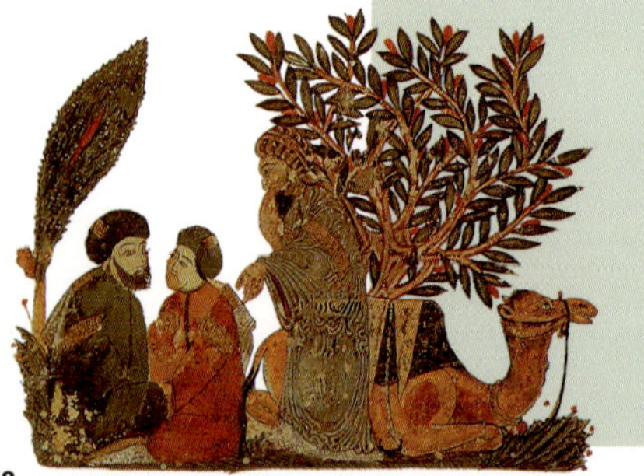

페널

Foeniculum vulgare 고대에 페널은 눈의 피로 치료제로 사용되었다. 오늘날에는 헛배부름, 복통에 진통 효과가 있는 유아용 시럽 성분으로 쓰인다. 니컬러스 컬페퍼는 페널이 "통증이 있으면서 가스가 차 복부가 팽만해지는 것"을 억제한다고 했다. 페널 에센셜 오일 혼합제로 양 어깨를 마사지하면 모유 분비가 촉진된다.

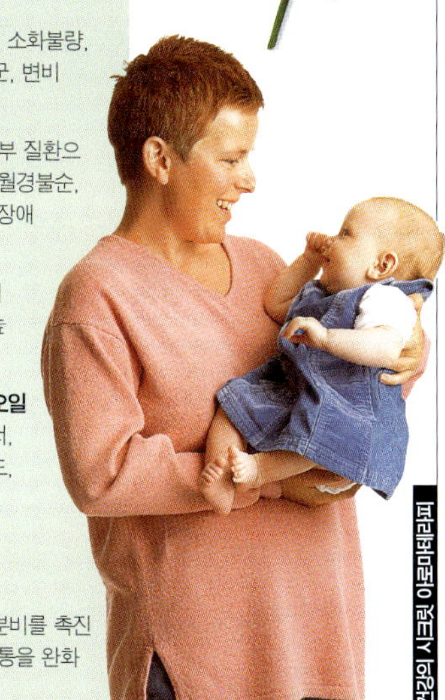

자료

학명
Foeniculum vulgare

식물의 형태
2미터까지 자라는 허브. 가는 잎이 나고 노란 꽃이 핌

추출 부위
씨

향
달콤하면서도 아니시드(아니스의 열매)같이 매콤하며 상쾌한 향기

원산지
중앙 유럽

안전성
독성 없음. 자극성 없음

효능
경련 가라앉힘, 장내 가스 배출, 거담, 월경 주기 조정, 모유 분비 촉진

주된 사용
소화기 : 위경련, 소화불량, 과민성 장 증후군, 변비

기타 용도
통증과 고통, 흉부 질환으로 인한 기침, 월경불순, 월경통, 갱년기 장애

정신 작용
기분을 상쾌하게 하고 집중력을 높인다.

배합하기 좋은 오일
레몬그라스, 진저, 베티버, 샌들우드, 제라늄, 로즈

아기 오일
페널은 모유의 분비를 촉진하며, 유아의 복통을 완화한다.

비뇨생식기에 좋은 에센셜 오일

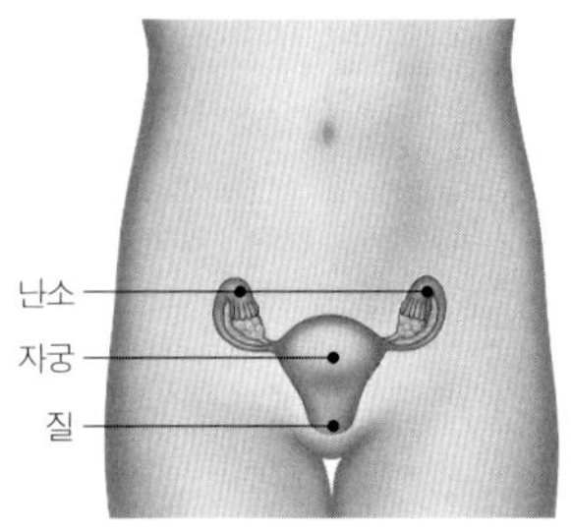

민감한 기관
비뇨생식기 주변에는
오일을 신중하게 사용해야 한다.

여성의 건강

아로마테라피에서 여성의 건강 문제를 다루는 경향이 많아지고 있다. 심신을 완화하는 마사지와 훌륭한 향기를 조합하여 치료하는 아로마테라피는 에너지 수준, 정신 상대, 그리고 전체적인 건강 상태에 좋은 영향을 준다. 에센셜 오일 가운데는 월경 주기의 균형을 잡아주고 규칙적으로 만들며, 월경 전 증후군에 도움이 되는 것이 있다. 그 효과는 향기에 의한 정신적인 작용과 마사지에 따른 것이다.

자가치료를 할 때 에센셜 오일을 사용하는 방법에는 두 가지가 있다. 아로마 목욕과 마사지이다. 배를 마사지할 때는 조심해야 한다. 특히, 월경통이 있는 경우에는 오른쪽에서 왼쪽으로 원을 그리듯이 부드럽게 마사지한다. 수건으로 싼 더운물병으로 배를 따뜻하게 한다.

임신과 출산

일반적인 부인과 문제처럼, 임신 중이나 출산 후에 적당한 오일로 아로마테라피 시술을 받는다면 큰 도움이 될 것이다. 그러나 반드시 의사의 지시에 따라야 하고, 가능하면 아로마테라피 전문가의 조언을 받는 것이 중요하다. 자가치료를 할 때는 오일을 사용하기 전에 시술 방법과 안전성에 대해서 알아두어야 한다. 88~89쪽을 참고하기 바란다.

남성의 건강

남성에게 비뇨생식기의 건강은 매우 중요한 의미가 있으며, 인도나 중국의 의료에서는 특히 이것을 잘 인식하고 있다. 나이든 남성에게서는 전립선의 비대와 감염 문제가 생길 수 있으며, 에센셜 오일은 이러한 증상 개선에 큰 힘을 발휘한다.

또한 스트레스에 의한 성적 부조화나 생식력의 문제를 치료하기도 한다. 성적 에너지를 높이는 재스민은 많은 남성에게 효과적이며, 그 깊고 섬세한 향기는 사람의 마음을 안정시킨다. 샌들우드는 기분을 가라앉혀 안정시키는 작용을 한다. 파출리나 베티버 등은 불안감을 완화하고, 진저는 몸을 따뜻하게 하고 기운을 왕성하게 한다.

주요 에센셜 오일

샌들우드는 부드럽지만 비뇨생식기 강장에 매우 효과적인 에센셜 오일이다.

팔마로사

Cymbopogon martini 이 열대 지방 허브는 레몬그라스나 시트로넬라와 같은 벼과 식물이다. 원래 인도가 원산지이지만 현재 이 오일의 대부분은 마다가스카르에서 생산되고 있다. 팔마로사는 로즈와 같은 달콤한 향기가 나며, 뛰어난 살균력·항진균 작용을 한다. 이렇게 향기가 좋고 실용성이 큰 오일은 우리 생활에 큰 도움이 된다.

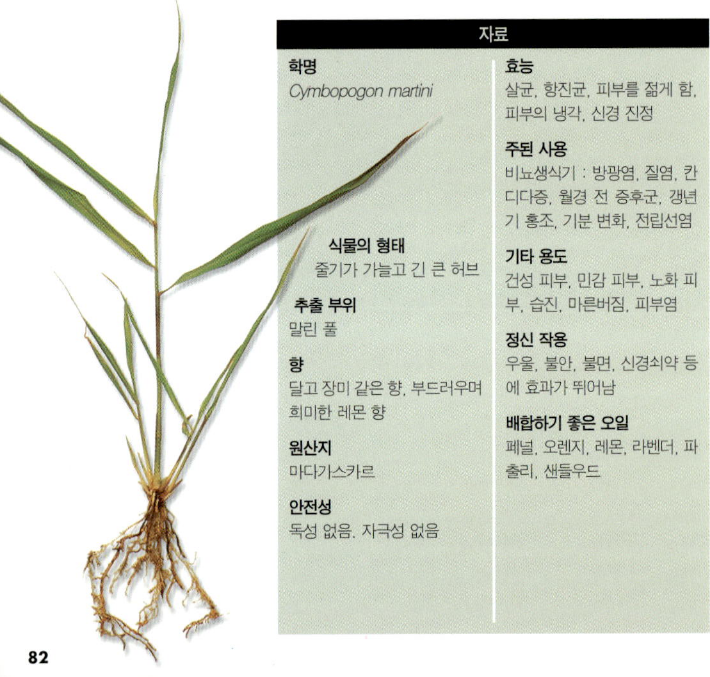

자료

학명
Cymbopogon martini

식물의 형태
줄기가 가늘고 긴 큰 허브

추출 부위
말린 풀

향
달고 장미 같은 향, 부드러우며 희미한 레몬 향

원산지
마다가스카르

안전성
독성 없음. 자극성 없음

효능
살균, 항진균, 피부를 젊게 함, 피부의 냉각, 신경 진정

주된 사용
비뇨생식기 : 방광염, 질염, 칸디다증, 월경 전 증후군, 갱년기 홍조, 기분 변화, 전립선염

기타 용도
건성 피부, 민감 피부, 노화 피부, 습진, 마른버짐, 피부염

정신 작용
우울, 불안, 불면, 신경쇠약 등에 효과가 뛰어남

배합하기 좋은 오일
페널, 오렌지, 레몬, 라벤더, 파출리, 샌들우드

제라늄

Pelargonium graveolens 최고급 제라늄 오일은 인도양의 열대 섬인 레위니옹에서 생산되고 있다. 17세기에 니컬러스 컬페퍼는 야생종 제라늄이 "신장의 결석이나 요사(尿砂)를 배출하는" 작용을 한다고 했다. 아로마테라피에 사용되는 오일은 정화 · 이뇨 작용과 함께 피부를 유연하게 하는 작용을 한다.

자료

학명
Pelargonium graveolens

식물의 형태
높이가 1미터쯤 되는 다년생 관목. 벨벳 같은 잎에서 짙은 향기가 난다.

추출 부위
잎

향
매우 달콤한 장미 같은 향기, 약간의 민트나 레몬 향기

원산지
레위니옹 섬(인도양)

안전성
독성 없음. 자극성 없음

효능
살균, 수렴, 월경 주기 조절, 이뇨

주된 사용
비뇨생식기 : 월경불순, 월경 전 증후군, 체액 축적, 갱년기 장애

기타 용도
건성 피부, 지성 피부, 혼합성 피부, 노화 피부, 여드름, 습진

정신 작용
기분을 고양하고 기운을 북돋운다. 특히, 월경 전 기분 저하나 긴장을 완화하는 효과

배합하기 좋은 오일
샌들우드, 레몬, 라벤더, 베티버, 프랑킨센스, 네롤리

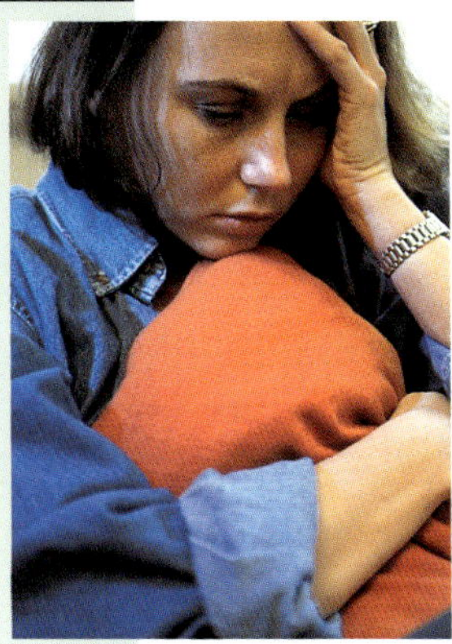

긴장에서 벗어나기
제라늄은 월경 전 우울증이나 긴장 완화에 도움이 된다.

비뇨생식기 질환에 효과적인 오일

사용할 오일의 방울 수가 오일 이름 앞에 표시되어 있다.

증상	에센셜 오일	방법
월경불순 : 월경 주기의 불규칙	3 페널 4 제라늄 3 베티버	스위트 아몬드 오일 20밀리리터(4작은술)에 왼쪽의 오일을 혼합해 작은술로 반 정도 되는 양으로 3~4주간 매일 저녁 배를 마사지한다.
월경통 : 심한 통증과 방산통(통증이 한곳에 머물지 않고 일정한 방향으로 퍼져나가는 통증)	5 마요라나 3 진저 2 베티버	그레이프시드 오일 20밀리리터(4작은술)에 왼쪽의 오일을 넣는다. 작은술 하나 분량의 혼합제로 하루 세 번 배를 마사지하고, 더운물병을 대서 따뜻하게 한다.
월경 전 증후군 : 기분 변화와 우울증	3 라벤더 3 팔마로사	왼쪽의 오일로 취침 전에 아로마 목욕을 한다.
유방의 통증과 체액 축적	4 제라늄 4 라벤더 2 로먼 캐모마일	스위트 아몬드 오일 20밀리리터(4작은술)에 왼쪽의 오일을 혼합해 작은술 하나 분량으로 하루 두 번 가슴과 배를 마사지한다.
월경 중 편두통	3 마요라나 3 라벤더	왼쪽의 오일로 머리를 20분간 냉찜질한다.
방광염 : 요도의 감염증. 배뇨 시 통증을 동반한다. 증상이 지속되면 의사와 상의한다.	3 티 트리 3 샌들우드	왼쪽의 오일로 하루 두 번 아로마 목욕을 한다.

폐경기

이 시기 여성의 몸에 모두 문제가 있는 것은 아니다. 실제로 아무런 증상도 나타나지 않는 사람도 있다. 폐경기의 일반적인 증상은 기분의 변화, 기력 저하, 불안, 성욕 감퇴, 얼굴 달아오름 등을 들 수 있다.

이럴 때 아로마테라피에서는 기분과 에너지를 고양하는 데 집중하는 동시에 호르몬의 균형을 조절하는 오일을 쓴다. 로즈는 이때 사용하는 가장 좋은 오일의 하나이며, 마음에 활력을 주며 여성다움을 느끼게 한다. 기분을 좋게 하고 기운을 북돋는 데 좋은 프랑킨센스와 샌들우드를 로즈에 배합하며, 일주일에 한 번 전신을 마사지하면 좋다. 이 혼합제는 스위트 아몬드 오일 20밀리리터(4작은술)에 로즈 3방울, 프랑킨센스 3방울, 샌들우드 4방울을 넣어 만든다.

질염

진균 감염 치료에는 티 트리 3방울, 팔마로사 3방울을 넣어 매일 저녁 아로마 목욕을 한다.

주요 에센셜 오일

로즈는 여성에게 매우 좋은 오일이며, 심리적인 안정감을 준다.

출산
재스민은 분만을
촉진하는 작용을 한다.

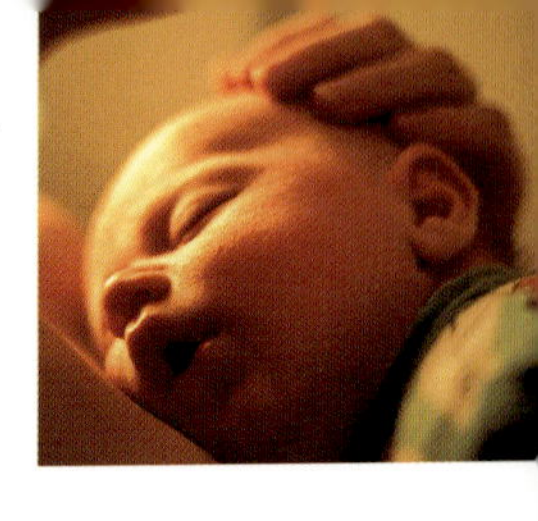

재스민

Jasminum officinale 전통적인 서양 허브 의학에서는 재스민이 분만을 촉진하는 작용을 한다고 전해져 왔다. 인도에서는 향수나 머릿기름으로 사용해 진귀하게 여기며, 종교 의식에서는 재스민 꽃을 엮은 화환을 목에 건다. 이 꽃은 매우 섬세하여 증류법이 아니라 용제 추출법을 사용하여 향기가 복합적인 앱설루트를 만든다.

자료

학명
Jasminum officinale

식물의 형태
줄기성 관목. 우아하고 가냘픈 잎이 나고, 향기가 많이 나는 흰 꽃이 핀다.

추출 부위
꽃

향
매우 달콤하고 풍부하며 깊은 꽃 향기, 사향 향

원산지
모로코, 터키

안전성
독성 없음. 임신 중에는 사용하지 않는다.

효능
경련 진정, 피부를 젊게 함, 분만 촉진, 모유 분비 촉진

주된 사용
비뇨생식기 : 진통, 모유 부족, 월경통, 성적 불능

기타 용도
천식, 기침, 건성 피부, 노화 피부, 건조한 모발과 두피

정신 작용
기분을 깊이 이완시킨다. 성적 부조화와 불안에 효과가 있으며, 최음 작용도 한다.

배합하기 좋은 오일
클라리 세이지, 파출리, 샌들우드, 프랑킨센스, 오렌지

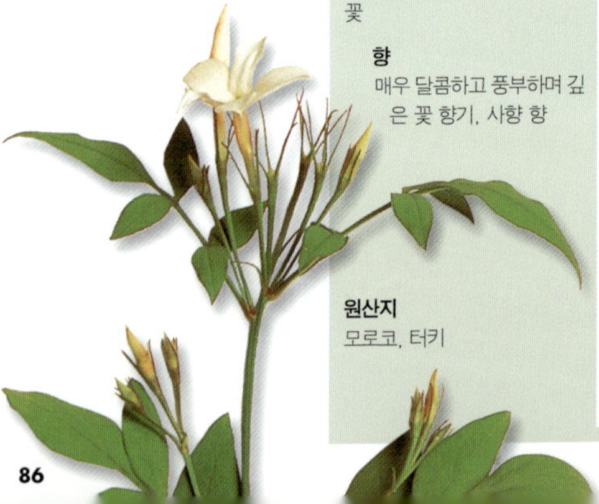

클라리 세이지

Salvia sclarea 니컬러스 컬페퍼는 『약초지』에 클라리 세이지는 "여성에게 월경이 있게 하고, 태반 배출을 촉진한다"고 기록하여, 월경과 출산 촉진에 허브를 사용해 왔음을 밝혔다. 허브 정원에서 이 매혹적인 식물에 가까이 가면 매우 달콤한 사향 향기가 전해져 온다. 클라리 세이지 오일은, 기분을 고양하는 강력한 작용을 하고 도취감을 일으킨다.

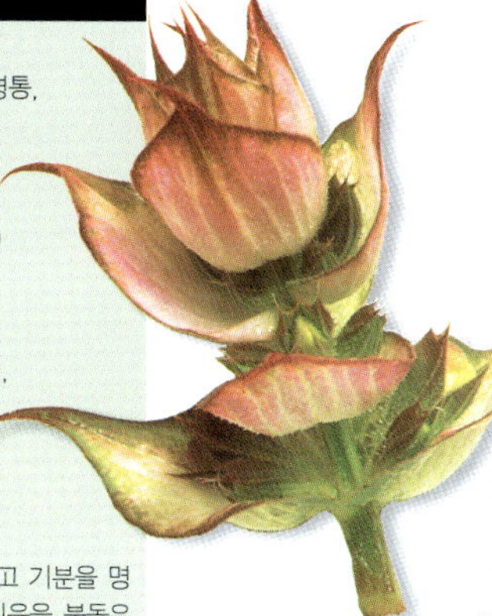

자료

학명
Salvia sclarea

식물의 형태
높이가 1.5미터에 달하는 큰 허브. 푸른빛 도는 분홍색 꽃이 핌

추출 부위
꽃과 잎

향
따뜻하며 너트같이 달콤한 향기, 초목같이 부드러운 향기

원산지
프랑스

안전성
독성 없음. 임신 중에는 사용하지 않음

효능
경련 진정, 월경 주기의 조절, 분만 촉진, 피부가 젊어짐, 혈압 강하

주된 사용
비뇨생식기 : 월경통, 월경불순, 진통, 월경 중 편두통, 월경 전 증후군(기분의 변화)

기타 용도
천식, 흉부 질환에 의한 기침, 여드름, 건성 피부, 비듬, 고혈압

정신 작용
마음을 안정시키고 기분을 명랑하게 만들어 기운을 북돋우는 작용을 한다.

배합하기 좋은 오일
재스민, 베르가모트, 라벤더, 오렌지, 샌들우드

임신·출산에 좋은 오일

사용할 오일의 방울 수가 오일 이름 앞에 표시되어 있다.

증상	에센셜 오일	방법
입덧	1 진저 또는 1 페퍼민트	티슈에 왼쪽의 오일 중 하나를 떨어뜨려 가끔 흡입한다.
스트레스 해소용 혼합제 (임신 3~9개월)	2 팔마로사 2 네롤리	스위트 아몬드 오일 20밀리리터(4작은술)에 왼쪽의 오일을 넣는다. 이 혼합제로 등, 목, 어깨를 마사지한다. 앞으로 엎드릴 수 없으면 의자에 앉아 테이블에 베개를 받치고 이완시킨다. 일주일에 두 번 마사지한다.
변비	2 진저 2 네롤리	스위트 아몬드 오일 20밀리리터(4작은술)에 왼쪽의 오일을 넣는다. 작은 수저 반 양의 혼합제로 원을 그리듯이 허리를 마사지한다. 특히 밤이 효과적이다.
분만 시 마사지	2 클라리 세이지 2 재스민	그레이프시드 오일 20밀리리터(4작은술)에 왼쪽의 오일을 넣는다. 분만 초기에 이 혼합제로 배에서 허리에 걸쳐 마사지하면 좋다.
회음부 절개 상처	3 라벤더	왼쪽의 오일을 따뜻한 욕조에 넣어 목욕하면 통증이 누그러지고 상처도 쉽게 낫는다.

임신 중 안정성

임신 후 3개월간은 에센셜 오일을 사용한 마사지는 피한다. 호호바나 스위트 아몬드 등의 캐리어 오일에는 임신선을 예방하는 기능이 있으나, 에센셜 오일을 넣지 않고 사용한다. 임신 4개월 이후에는, 스위트 아몬드 오일 20밀리리터(4작은술)에 만다린 오일 4방울을 넣은 작은 수저 반 양의 혼합제로 매일 마사지하면 좋다.

재스민과 클라리 세이지는, 분만할 때를 제외하고는 임신 중에 사용을 피한다.

어떤 경우에도 에센셜 오일을 복용하면 안 된다.

출산 후

출산 후에 허리와 배를 가볍게 마사지하면 내장을 안정시키는 효과가 있다. 스위트 아몬드 오일 20밀리리터(4작은술)에 로즈 2방울과 베티버 2방울을 더한 혼합제를 시험해 본다. 모유가 나오지 않으면 그레이프시드 오일 20밀리리터(4작은술)에 페널 2방울과 로즈 2방울을 더한 오일로, 양어깨와 등의 위쪽을 마사지한다(가슴 근처는 피한다).

산후 우울증에는 스위트 아몬드 20밀리리터(4작은술)에 네롤리 2방울과 로즈 2방울을 더한 혼합제로 일주일에 한 번 전신을 마사지한다.

로즈

Rosa damascena 셰익스피어가 "장미꽃은 다른 어떤 이름으로 불러도 그 향기는 달콤하다"고 말했듯, 달콤하게 사람을 취하게 하는 장미의 향기는 진정한 사랑의 상징이다. 로마 시대부터 장미 꽃잎 캔디, 로즈 잼, 로즈 워터 등을 즐겨왔다. 로즈는 에센셜 오일의 여왕이며, 매우 여성적인 아로마이다.

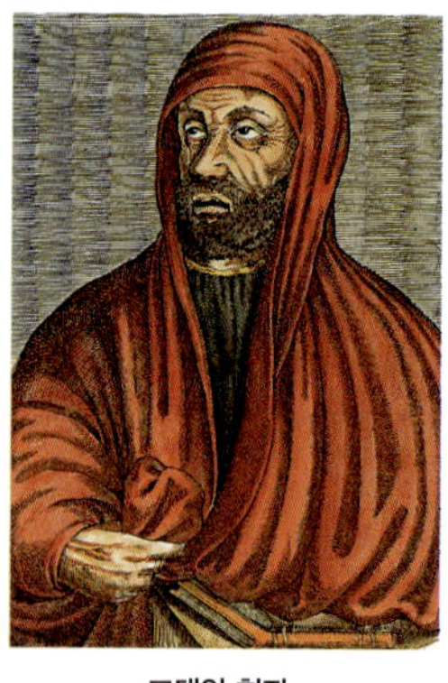

고대의 현자
이슬람의 철학자 아비센나는 이미 11세기에 로즈 오일을 증류했다.

자료

학명
Rosa damascena

식물의 형태
높이 1.5미터의 관목. 핑크색 작은 꽃이 핀다.

추출 부위
손으로 딴 꽃잎. 용제 추출법으로 앱설루트도 생산한다.

향
오일은 부드럽고 꿀처럼 달콤하며, 진한 꽃 향기, 희미한 시트러스 향기. 앱설루트는 사향성의 스파이시한 향기이다.

원산지
최고급 오일은 불가리아 카잔리크에서 생산되고 있다. 앱설루트는 모로코산이 많다.

안전성
독성 없음. 자극성 없음

효능
경련 진정, 월경 주기 조절, 간의 강장, 피부를 젊게 함

주된 사용
비뇨생식기 : 월경불순, 월경 전 증후군(기분 변화), 갱년기 장애, 산후 우울증

기타 용도
소화 불량, 건성 피부, 지성 피부, 노화 피부, 습진, 단순 포진

정신 작용
깊은 슬픔, 분노, 무력감 등 뿌리 깊은 우울감에 효과적. 불면, 불안, 정신적 긴장에 뛰어난 효과가 있음

배합하기 좋은 오일
프랑킨센스, 재스민, 레몬그라스, 베티버, 파출리, 만다린

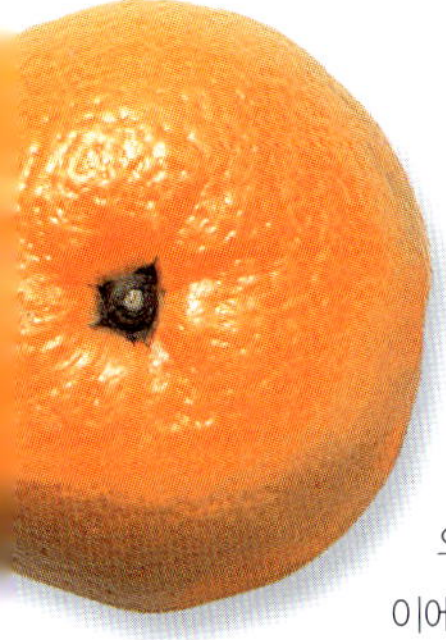

만다린

Citrus reticulata 이 작은 감귤류 과일은 전통적으로 크리스마스와 관계가 있다. 과일 껍질을 불에 넣으면 상쾌하고 향긋한 향기가 난다. 껍질을 짜서 추출하는 만다린 오일은 매우 안전하여 어린아이에게도 사용할 수 있으며 아이들도 이 달콤한 향기를 좋아한다. 이 향기는 성인과 아이에게 상쾌하고 적극적인 기분을 들게 한다.

자료

학명
Citrus reticulata

식물의 형태
높이 6미터에 이르는 상록수. 광택이 있는 짙은 초록 잎이 나며, 나중에 과실이 되는 향기가 좋은 꽃이 핀다.

추출 부위
과일 껍질

향
달고 상쾌하며 감귤의 희미한 향기

원산지
남유럽

안전성
독성 없음, 감광성 없음, 광독성 없음

효능
경련 진정, 이뇨, 신경 진정, 피부를 젊게 함

주된 사용
비뇨생식기 : 월경 전 증후군(체액 저류), 임신선

기타 용도
아이의 복통, 변비, 건성 피부, 지성 피부, 혼합 피부

정신 작용
스트레스 해소. 아이의 당황, 불안, 불면에 효과적. 성인의 억압된 마음을 해방하는 작용도 함

배합하기 좋은 오일
라벤더, 레몬, 팔마로사, 네롤리, 로먼 캐모마일

피부
만다린 오일은 지성 피부에 좋다.

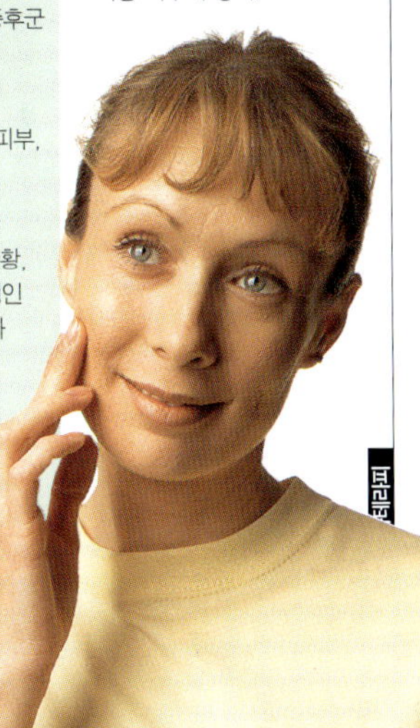

신경계를 안정시켜 주는 에센셜 오일

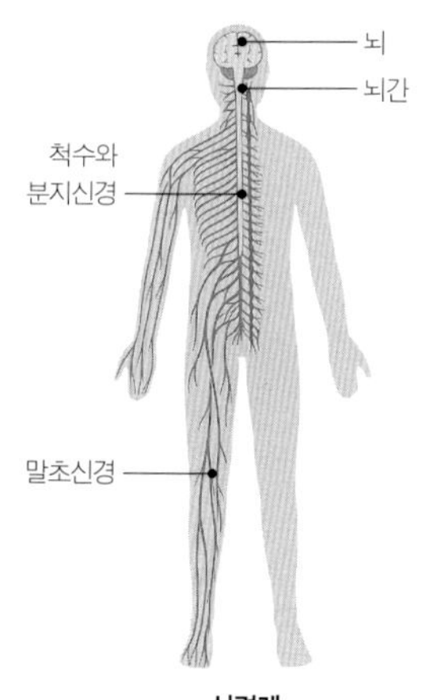

신경계
신경섬유가 척추에서부터 전신으로 뻗어 있다.

할일이 너무 많아 시간이 전혀 없을 때, 큰 돌에 눌리며 언덕을 올라가고 있는 것 같다고 느낄 때, 마음에 여유가 없어 작은 일에도 신경이 날카로워질 때, 이럴 때 아로마테라피가 정말 필요하다.

여유 찾기

신경질적으로 되거나, 찌르는 듯이 아픈 편두통이나 불면증으로 고통을 받는 것은 신경이 긴장되어 있기 때문이다. 이럴 때는 적절한 치료를 받아야 한다. 아로마 목욕도 효과가 있다. 자기 전에 라벤더 4방울과 베티버 2방울, 또는 베르가모트 4방울과 일랑일랑 2방울과 같은 스트레스 해소 작용을 하는 혼합제를 넣고 목욕하면 상태가 좋아진다. 정신없이 바쁜 나날을 보내고 있다면, 매일 저녁 30분간 아로마 목욕으로 긴장을 풀어주는 것이 좋다. 특히 불면증에는 침실에 증발기로 오일 향을 내면 효과적이다. 자기 전에 15분간 오일을 휘발시켜 향으로 가득한 방에서 잠을 잔다.

편두통이나 두통에는, 라벤더 원액 4방울을 이마, 머리 옆, 목 뒤에 바르면 좋다. 또 샌들우드 3방울과 네롤리 3방울을 사용한 아로마 목욕으로 몸과 마음을 이완시키면, 두통의 원인이 된 불안이나 고민을 완화할

"

수 있다.

자신이 좋아하는 향의 에센셜 오일을 선택
하여 아로마 목욕을 하거나 오일을 증발시
켜 향기를 맡는 아로마테라피로 생활 속에
서 여유를 찾을 수 있다.

시차 적응

시차 적응을 위해 아로마테라피를 이용하는 사
람이 늘고 있다. 각성 작용을 하는 오일이나 몸
을 이완시켜 잠을 촉진하는 오일을 사용하면 체
내 시계가 환경 변화에 적응할 수 있게 된다.
캐리어 오일 20밀리리터(4작은술)에 샌들우드
4방울, 라벤더 4방울, 네롤리 2방울을 혼합하
여 목욕이나 샤워 후에 바르면 잠을 잘 잘 수 있
다. 또 낮 동안 로즈메리나 레몬그라스 등 상쾌
하고 강한 향의 오일 2방울을 화장지에 떨어뜨
려 흡입하면, 각성되어 현지 시간에 적응하기
쉬워진다.

주요 에센셜 오일

비행기 탑승 전에 **라벤더**를 화장지에 떨어뜨려
흡입하면 긴장을 완화할 수 있다.

베르가모트

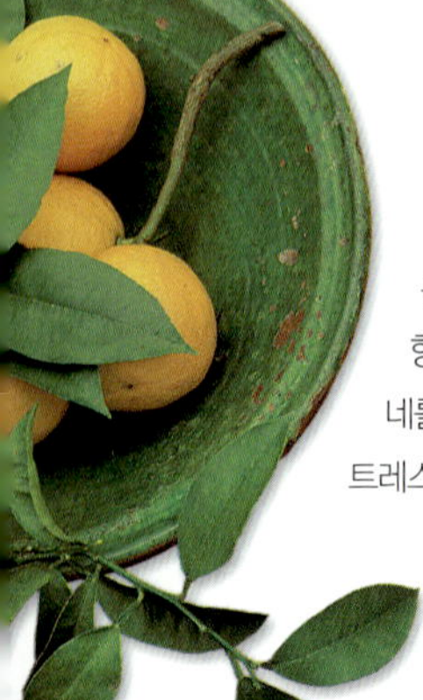

베르가모트

Citrus bergamia 얼 그레이

홍차를 좋아하는 사람은 이 작은 비터 오렌지의 상쾌한 감귤류 향기를 잘 알 것이다. 베르가모트 오일은 로즈메리, 페티그레인, 네롤리와 더불어 오리지널 오드콜로뉴 향수의 주성분이 된다. 또 스트레스와 긴장 완화에 효과가 있는 전통적인 치료제로도 알려져 있다.

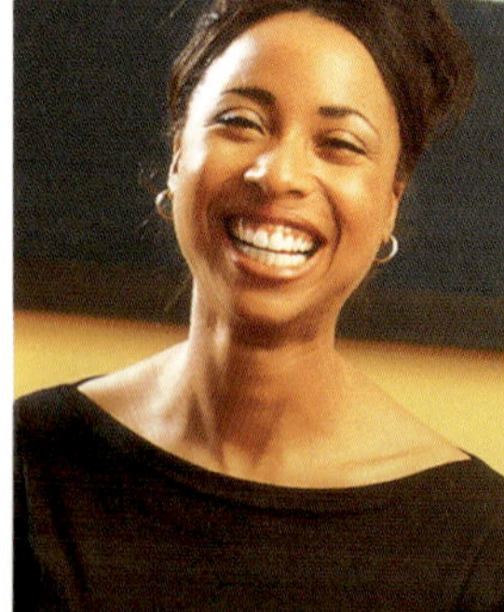

자료

학명
Citrus bergamia

식물의 형태
비터 오렌지 나무에 접목한 감귤류 나무의 변종

추출 부위
과일 껍질

향
상쾌하고 부드러운 감귤류 향, 꽃 향기

원산지
이탈리아

안전성
광독성이 있다. 베르가모트 혼합제로 피부를 마사지하고 열두 시간 이내에는 자외선을 쪼이지 않도록 한다.

효능
항우울, 살균, 상처의 치료, 소화 촉진, 면역 자극

주된 사용
신경계 : 불안, 우울, 잦은 기분 변화, 걱정, 불면증

기타 용도
상처, 상처 자국, 여드름, 소화 불량, 팽만감, 독감, 감기

정신 작용
기분을 고양시켜 명랑하게 한다. 마음의 구름이 걷히게 하고, 욕구 불만을 완화한다.

배합하기 좋은 오일
일랑일랑, 프랑킨센스, 라벤더, 파출리, 페퍼민트

기분의 고양
베르가모트는 우울증으로 고민하는 사람의 정신을 고양하는 작용을 한다.

일랑일랑

Cananga odorata 빅토리아 시대에 일랑일랑 오일은 머리카락에 광택을 주는 마카사르유의 성분으로 사용되었다. 열대 지방 원주민도 같은 목적으로 이용하고 있다. 이 꽃은 결혼식에도 사용되었고, 신혼부부의 침대에 뿌렸다. 최음제로 명성이 높았기 때문이다. 향기는 매우 강하고도 달콤하다.

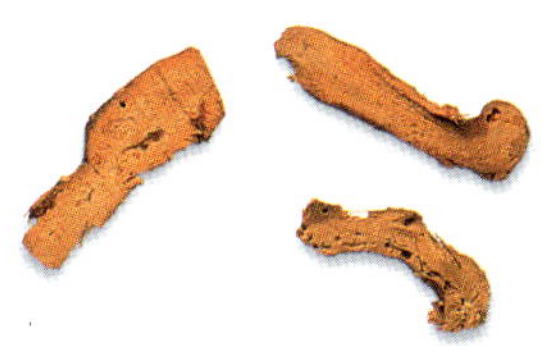

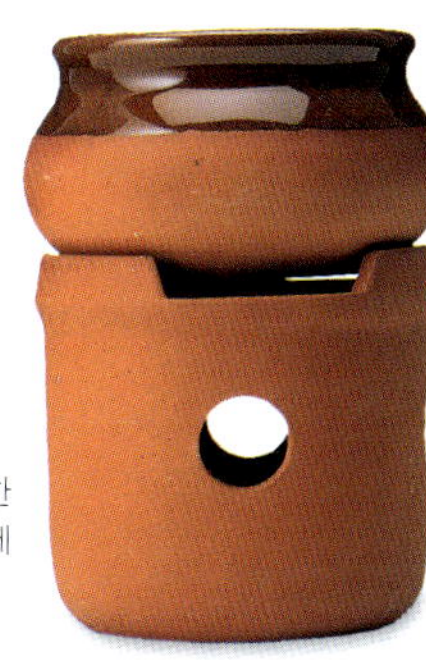

증발
일랑일랑의 달콤한 향기는 긴장 해소에도 좋다.

자료

학명
Cananga odorata

식물의 형태
크고 이국적인 노란 꽃이 덮개처럼 피는 큰 나무

추출 부위
꽃

향
매우 달콤함, 사향류 향기, 부드러운 꽃 향기

원산지
마다가스카르

안전성
독성 없음. 달콤한 향기에 두통을 일으키는 사람이 있음

효능
항우울, 혈압 강하, 신경 진정, 피부를 젊게 함

주된 사용
신경계 : 불안, 불면, 우울, 잦은 기분 변화

기타 용도
고혈압, 두근거림, 공황 발작, 여드름, 지성 피부

정신 작용
기분을 이완시켜 스트레스를 해소하고, 지친 정신을 달램. 최음 효과도 있음

배합하기 좋은 오일
베르가모트, 레몬그라스, 샌들우드, 파출리, 오렌지, 만다린

다양한 캐리어 오일

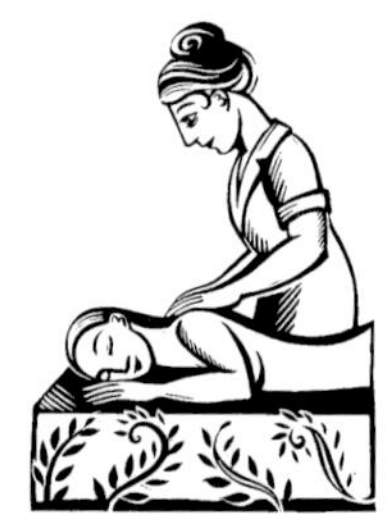

촉진제
캐리어 오일은 에센셜 오일을
마사지용으로 희석하기 위한 식물유이다.

캐리어 오일이란?

아로마테라피 마사지를 하려면 에센셜 오일을 캐리어 오일로 희석해야 한다. 이렇게 해서 다양한 효능이 있는 에센셜 오일을 피부에 침투시킬 수 있다. 캐리어 오일의 대부분은 스위트 아몬드, 그레이프시드, 해바라기 씨 등과 같은 견과나 종자를 압착해 추출한다. 좀더 진한 오일은 아보카도 등의 과육에서 추출한다.

이러한 식물유는 액체 왁스를 만드는 호호바 콩처럼 피부에서 분비되는 천연 지방 성분과 비슷하여 피부를 부드럽고 매끄럽게 만든다.

캐리어 오일의 선택

질 좋은 캐리어 오일을 선택하는 것이 매우 중요하다. 건강식품 가게에서 구입하거나 아로마테라피 전문점에 주문한다. 저온 압착으로 추출된 캐리어 오일을 구입하는 것이 좋으며 가능하면 정제되지 않아 비타민이나 미네랄이 풍부한 캐리어 오일을 선택한다. 캐리어 오일 중에는 정제 과정을 약간 거칠 필요가 있는 것도 있으나, 화학 처리를 했을 가능성이 큰 일반 식물유는 피하도록 한다. 캐리어 오일은 냉장고에 보관하며, 유효 기간은 9개월이다. 젤리나 베이비오일 등의 석유 제품은 피부에 흡수되기 어렵기 때문에 아로마테라피에 사용하지 않는다.

그 외의 캐리어 제품

에센셜 오일은 크림이나 로션의 지방 성분으로 녹일 수도 있다. 크림과 로션을 아로

마테라피의 전문 용어로 설명하면, 코코아
버터나 밀랍 등의 지방 성분과 로즈 등의
플로럴 워터를 스위트 아몬드와 같은 식물
유로 유화시킨 것이다. 이 장의 마지막에
크림과 로션을 만드는 방법이 실려 있다.
물론 아로마테라피 전문점에서 구입할 수
도 있다.

크림은 비교적 끈기가 있으며 피부에 충분
한 영양을 주고, 로션은 농도가 우유에 가
까워 피부에 시원한 촉감을 준다. 수성 크
림이나 파라핀 성분으로 된 석유 제품은
피부의 지방 성분과 맞지 않기 때문에 피
해야 한다. 아로마테라피로 가장 좋은 효과
를 얻기 위해서는 질 좋은 천연 성분으로
된 제품을 사용해야 한다.

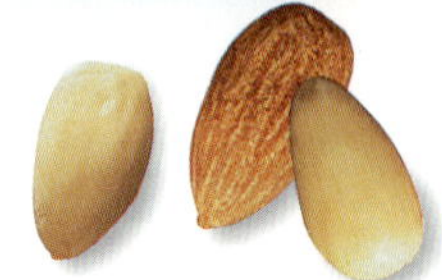

스위트 아몬드

Prunus dulcis, syn. P. amygdalus 영양가가 매우 높은 이 식물유는 로마인들이 화장품으로 사용했다. 스위트 아몬드는 중동이 원산이나 현재 지중해 연안에서 재배되고 있다. 수백 년 전부터 피부 미용액으로 사용되어 온 이 오일은 오늘날에도 크림이나 로션 등 피부 관리 제품에 사용되고 있다. 또 아로마테라피에서 흔히 사용하는 캐리어 오일 가운데 하나이다. 스위트 아몬드 오일에 들어 있는 필수지방산은 피부 건강에 중요한 구실을 하며, 혈액순환에 좋고 머리카락을 잘 자라게 하는 작용을 한다.

자료

학명
Prunus amygdalus dulcis

식물의 형태
스위트 아몬드 나무

추출 부위
열매의 압착. 중량의 반이 오일로 추출됨

색과 감촉
담황색. 진하고 부드러운 오일을 피부에 바르면 실크와 같은 감촉을 느낄 수 있음

주성분
필수지방산이 풍부함

안전성
너트 알레르기가 있는 사람에게는 적합하지 않을 수 있음

유효 기간
6~9개월

추천 사용법
피부를 보호하고 영양을 주므로, 건성 피부와 민감 피부의 마사지용 오일 베이스에 적합함

미용
스위트 아몬드 오일은 오래전부터 피부 관리에 사용되었다.

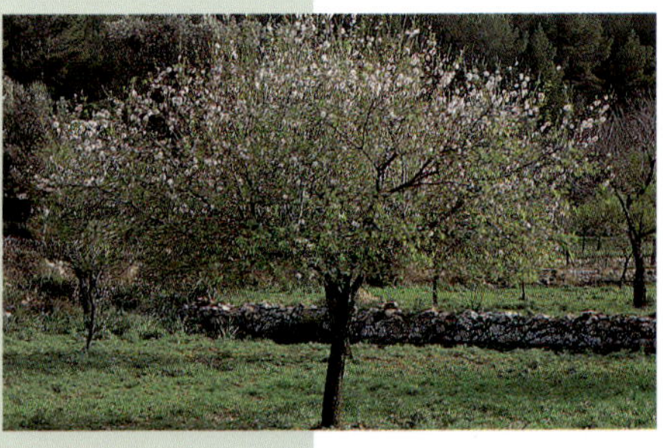

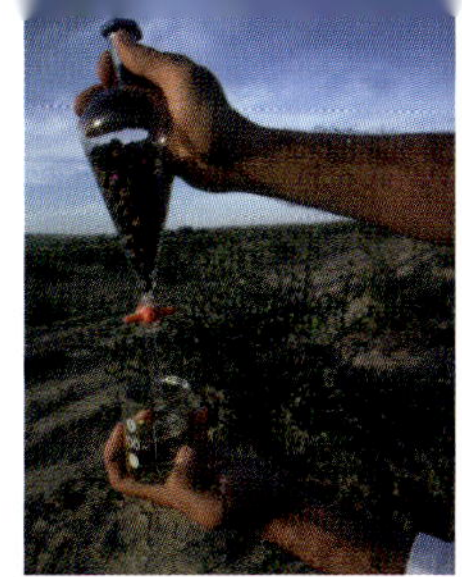

추출
호호바 왁스는 호호바 콩에서 추출된다.

호호바

Simmondsia chinensis 호호바는 기후가 좋지 않은 애리조나와 뉴멕시코의 원주민이 옛날부터 사용해 왔다. 호호바가 다른 캐리어 오일과 다른 점은, 호호바가 식물유라기보다 액체 왁스에 가깝다는 점이다. 피부에서 분비되는 천연 지방 성분과 비슷하므로 얼굴 피부 관리에 매우 효과적이다. 건강하고 유연한 피부를 유지할 수 있게 하고 효과도 오래간다. 모든 피부 유형에 좋은 크림을 만들 수 있다.

자료

학명
Simmondsia chinensis

식물의 형태
높이 1미터 정도의 키 작은 나무로, 왁스를 함유한 작고 검은 콩이 열림

추출 부위
콩

색과 감촉
황금빛. 매끄러우며 모든 유형의 피부에 잘 흡수됨

주성분
피부의 지방 성분과 비슷한 액체 왁스 화합물

안전성
문제없음

유효 기간
1년

추천 사용법
모든 피부 유형의 마사지에 사용할 수 있다. 호호바 오일이 피지와 혼합되어 불순물을 녹여 없앤다. 또 아로마테라피용 혼합제의 방부제로도 쓴다. 호호바 오일과 그레이프시드 오일 또는 스위트 아몬드 오일을 1 : 3 비율로 혼합하여 베이스를 만들어 에센셜 오일을 더하면 좋다. 자신만의 향수 베이스로 사용해도 좋다.

건강한 피부
호호바는 피부와 머리카락의 강장제이다.

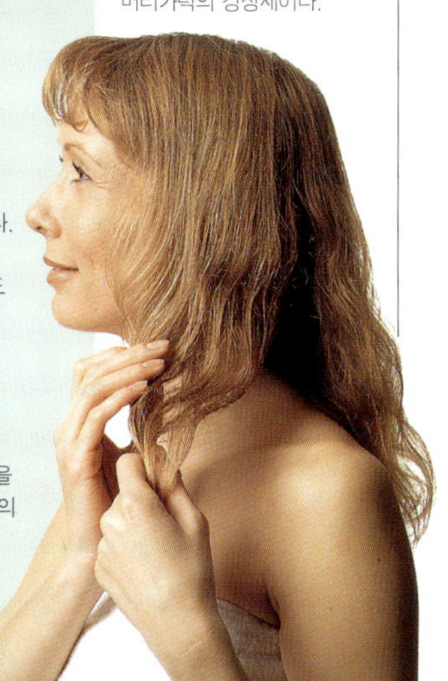

스위트 아몬드와 호호바의 혼합제

스위트 아몬드 오일로 하는 피부 관리

스위트 아몬드 오일은 비타민 E가 풍부한 캐리어 오일이며, 피부에 윤기를 주고 건성 피부를 개선한다. 사용할 오일의 방울 수가 오일 이름 앞에 표시되어 있다.

목적	오일	방법
얼굴 손질	스위트 아몬드 오일 20밀리리터(4작은술)에 다음 에센셜 오일을 넣는다. 2 네롤리 3 페티그레인 5 오렌지	작은술 반 분량의 혼합제로 매일 저녁 가볍게 얼굴을 마사지한다.
민감한 피부용 연고	스위트 아몬드 오일 20밀리리터(4작은술)에 다음 에센셜 오일을 넣는다. 2 로즈 2 샌들우드	작은술 반 분량의 혼합제를 환부에 바른다. 특히 밤에 효과적이다.
일광 화상 치료	스위트 아몬드 오일 20밀리리터(4작은술)에 다음 에센셜 오일을 넣는다. 4 라벤더 2 페퍼민트 4 팔마로사	작은술 반 분량의 혼합제를 환부에 부드럽게 바른다.
거칠어진 손에 영양을 줌	스위트 아몬드 오일 20밀리리터(4작은술)에 다음 에센셜 오일을 넣는다. 3 제라늄 5 라벤더 2 네롤리	작은술 반 분량의 혼합제를 손에 바른다. 손을 씻은 후에 바르면 효과적이다.
발뒤꿈치 균열용 연고	스위트 아몬드오일 20밀리리터(4작은술)에 다음 에센셜 오일을 넣는다. 3 프랑킨센스 3 파출리 4 라벤더	작은술 반 분량의 혼합제를 환부에 바른다. 특히 밤에 효과적이다.

호호바 향수

호호바는 향수를 만들어 쓰기 좋은 캐리어 오일이다. 향수는 귀 뒤나 손목에 살짝 바른다. 남성은 면도 후에 사용해도 좋다. 사용할 오일의 방울 수가 오일 이름 앞에 표시되어 있다.

향수	오일
매혹적 향수 : 남녀 겸용 고혹적인 향기	호호바 오일 20밀리리터(4작은술)에 다음 에센셜 오일을 넣는다. (아래도 같음) 2 재스민 3 파출리 5 샌들우드
도취적 향수 : 정신을 고양하고 우울한 기분을 없애며 마음의 평화를 가져옴	위의 캐리어 오일에 다음 오일을 넣는다. 5 오렌지 2 네롤리 3 프랑킨센스
안정시키는 향수: 항상 쫓기는 생활 속에서 잊게 된 자신을 되찾게 함	위의 캐리어 오일에 다음 오일을 넣는다. 5 파출리 3 베티버 2 로즈
상쾌한 향수 : 정신을 각성시켜 기분을 밝게 하고, 기력을 돋워 적극적인 기분이 들게 함	위의 캐리어 오일에 다음 오일을 넣는다. 5 레몬 3 로즈메리 2 레몬그라스
과일 같은 향수 : 아이처럼 자유롭고 활력 있게 함	위의 캐리어 오일에 다음 오일을 넣는다. 5 오렌지 3 만다린 2 벤조인

아보카도

Persea americana 아보카도 과육에서 추출한 캐리어 오일이다. 남미에서 처음 발견된 아보카도는 최음 작용을 하는데, 아스텍족이 즐겨 사용했다. 16세기 멕시코에서는 자양 강장제로 사용되었다. 오늘날에는 목욕 오일, 헤어 컨디셔너, 립스틱 등 광범위한 미용 제품의 중요한 성분이다. 이 오일은 피부를 부드럽게 하는 작용도 한다.

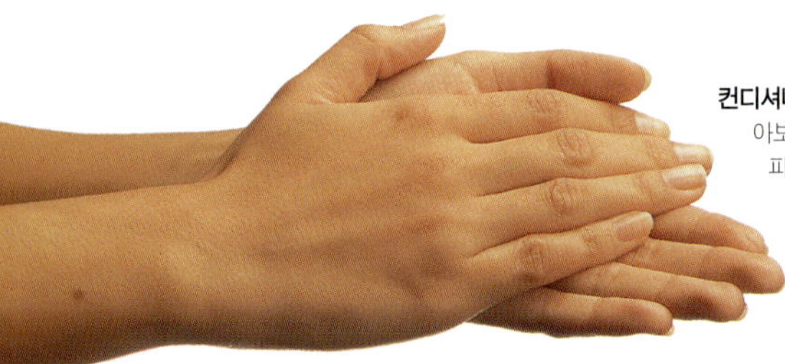

컨디셔너
아보카도는 건성
피부에 매우 좋은
오일이다.

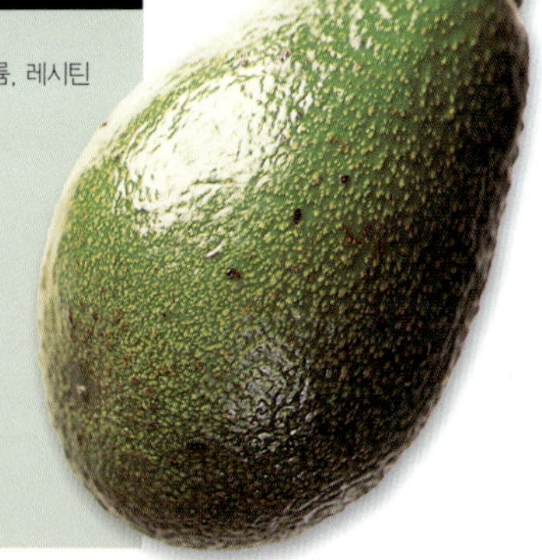

자료	
학명 *Persea americana*	**주성분** 비타민 A, D, 칼륨, 레시틴
식물의 형태 아보카도 나무	**안전성** 문제없음
추출 부위 아보카도의 익은 과실	**유효 기간** 6~9개월
색과 감촉 정제하지 않은 아보카도 오일은 짙은 녹색이며 강한 너트 향기가 남. 정제 오일은 색이 진하지 않고 영양가가 떨어짐	**주된 사용** 습진, 심한 건성 피부, 갈라진 피부, 거친 피부에 효과적

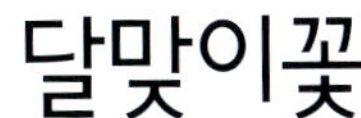

씨

달맞이꽃

Oenothera biennis 미국 원주민 치료사가 상처 치료약으로 사용한 달맞이꽃 오일은 자연 치료제로 널리 알려져 있다. 외용제뿐 아니라 내복약으로도 귀하게 쓰인다. 이 오일에는 감마리놀렌산(GLA)이 많이 들어 있다. 이 지방산은 체내에서 만들 수 없기 때문에 식품으로 섭취해야 하며, 체내 조직의 활동에 필수적인 프로스타글란딘 합성에 필요하다. 프로스타글란딘의 불균형은 월경 이상의 원인이 된다.

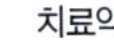

캡슐

자료

학명
Oenothera biennis

식물의 형태
키가 큰 허브, 잎이 가늘고 황색 꽃이 저녁에 핀다.

추출 부위
꽃

색과 감촉
담황색으로 매우 끈기가 있음

주성분
GLA를 풍부하게 포함

안전성
문제없음

유효 기간
병 개봉 후 1개월. 캡슐에 들어 있는 오일을 사서 필요할 때 바늘로 찔러 짜내어 쓰면 좋다.

주된 사용
습진, 건성 피부, 손상된 피부를 안정시킨다. 혈액순환 개선과 비듬 치료에 효과적

치료약
달맞이꽃은 미국 원주민들이 상처 치료제로 썼다.

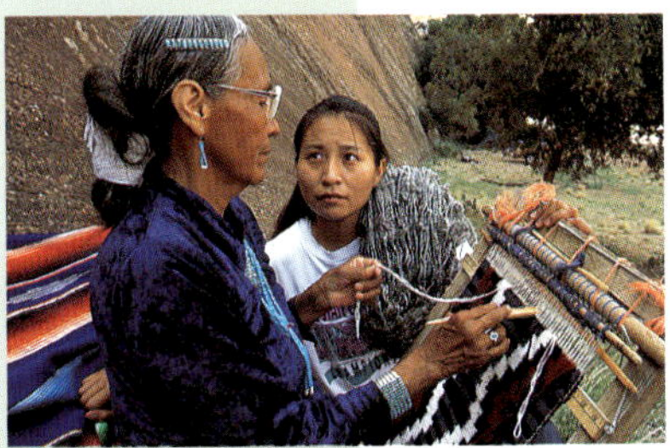

아보카도와 달맞이꽃의 혼합제

아보카도는 비타민이 풍부한 영양가 높은 캐리어 오일이다. 이 오일에 에센셜 오일을 혼합하려면 아보카도의 너트 향을 지울 만큼 향이 강한 오일을 사용해야 한다. 피부에 영양을 주는 다음 혼합제는 심한 건성 피부에 특히 효과적이다. 사용할 오일의 방울 수가 오일 이름 앞에 표시되어 있다.

목적	오일	방법
피부를 안정시키고 부드럽게 함	아보카도 오일 20밀리리터(4작은술)에 다음의 에센셜 오일을 넣는다. 3 베티버 7 샌들우드	작은술 반 분량의 혼합제를 아침 저녁 환부에 바른다.
균열 치료	아보카도 오일 20밀리리터(4작은술)에 다음의 에센셜 오일을 넣는다. 6 프랑킨센스 4 로먼 캐모마일	작은술 반 분량의 혼합제를 아침 저녁 환부에 바른다.
민감한 피부에 사용	아보카도 오일 20밀리리터(4작은술)에 다음의 에센셜 오일을 넣는다. 2 로즈 2 네롤리	작은술 반 분량의 혼합제를 아침 저녁 환부에 바른다.
피부의 균형 조절	아보카도 오일 20밀리리터(4작은술)에 다음 에센셜 오일을 넣는다. 3 제라늄 7 오렌지	작은술 반 분량의 혼합제를 아침 저녁 환부에 바른다.
열대성 향기로 피부를 달램	아보카도 오일 20밀리리터(4작은술)에 다음의 에센셜 오일을 넣는다. 6 팔마로사 4 파출리	작은술 반 분량의 혼합제를 아침 저녁 환부에 바른다.

달맞이꽃 오일의 피부 치료용 혼합제

달맞이꽃 오일에 들어 있는 감마리놀렌산은 습진이나 마른버짐 등 피부 치료에 빠뜨릴 수 없는 성분으로 값이 비싸다. 1,000 IU의 캡슐을 건강 식품점에서 구입하여, 살균 소독한 바늘로 찔러 작은 그릇에 오일을 짜내서 사용하면 좋다. 환부 치료에는 캡슐 하나를 사용하면 충분하다. 사용할 오일의 방울 수가 오일 이름 앞에 표시되어 있다.

목적	오일	방법
습진 치료 : 3~10세 어린아이	달맞이꽃 오일 캡슐 1개에 1 로먼 캐모마일	환부에 바른다. 특히 밤에 효과적이다.
습진 치료 : 성인	달맞이꽃 오일 캡슐 1개에 1 로즈 1 파출리	환부에 바른다. 특히 밤에 효과적이다.
마른버짐 치료 : 3~10세 어린아이	달맞이꽃 오일 캡슐 1개에 1 라벤더	환부에 바른다. 특히 밤에 효과적이다.
마른버짐 치료 : 성인	달맞이꽃 오일 캡슐 1개에 1 로먼 캐모마일 1 샌들우드	환부에 바른다. 특히 밤에 효과적이다.
건조하여 벗겨진 피부 치료	달맞이꽃 오일 캡슐 1개에 1 네롤리 1 제라늄	환부에 바른다. 특히 밤에 효과적이다.

애프리컷 커널

Prunus armeniaca 애프리컷(살구)은 아르메니아 고유의 나무이지만, 그 기원은 중국과 동남아시아로 알려져 있다. 이 나무는 헨리 8세 시대에 이탈리아에서 영국으로 반입되었다. 복숭아나 자두와 근친종이며, 추운 지역에서도 남향 땅에서 자랄 수 있다. 그러나 추위가 심하면 열매가 열리지 않는 경우가 있다. 씨에서 추출하는 이 오일은 아로마테라피에서 얼굴 마사지용 오일로 인기가 있다.

자료

학명
Prunus armeniaca

식물의 형태
내한성 나무. 붉은 빛이 도는 흰 꽃이 핀다. 이 꽃이 지면 옅은 오렌지색의 과일이 맺힘

추출 부위
씨의 반이 오일로 추출됨

색과 감촉
옅은 색. 끈적이지 않아 산뜻함

주성분
필수지방산

안전성
문제없음

유효 기간
6~9개월

추천 사용법
얼굴 피부 관리에 씀. 유막을 남기지 않기 때문에 지성 피부에도 사용할 수 있음

살구 나무
헨리 8세 시대에 처음으로 영국에서 재배되었다.

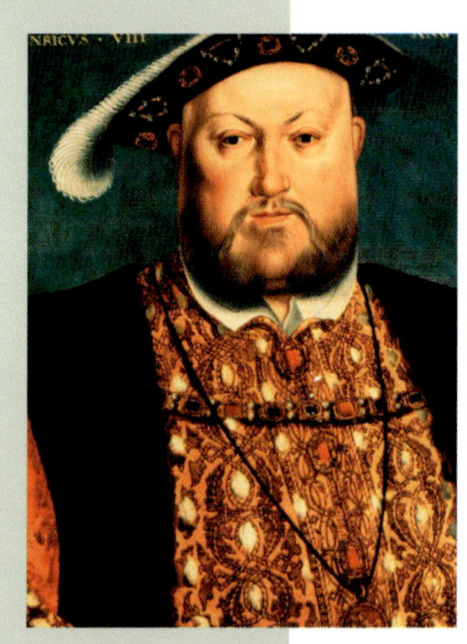

그레이프시드

Vitis vinifera 이 캐리

어 오일은 주로 프랑스의 와인 생산 지역의 포도 씨에서 추출하고 있다. 아로마테라피에서 마사지용 오일로 인기가 있다. 끈적이지 않아 피부에 기분 좋은 감촉을 주고, 잔류물이 거의 없다. 너트 알레르기가 있는 사람은 스위트 아몬드 대신 이 오일을 사용할 수 있다. 유연하고 유분을 보강할 필요가 없는 피부에 좋다.

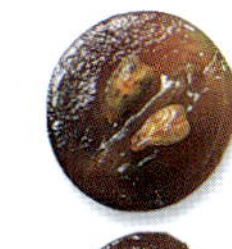
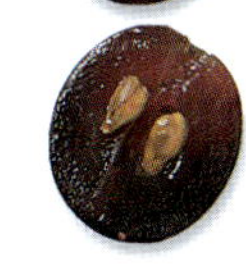

만능성
그레이프시드 오일은
모든 유형의 피부에
사용할 수 있다.

자료

학명
Vitis vinifera

식물의 형태
포도덩굴

추출 부위
씨

색과 감촉
옅은 초록. 대부분의 그레이프
시드 오일은 그대로 사용하기
가 적합하지 않기 때문에 어느
정도 정제를 한다. 냄새가 없고
가벼운 느낌

주성분
다가 불포화지방산

안전성
문제없음

유효 기간
6~9개월

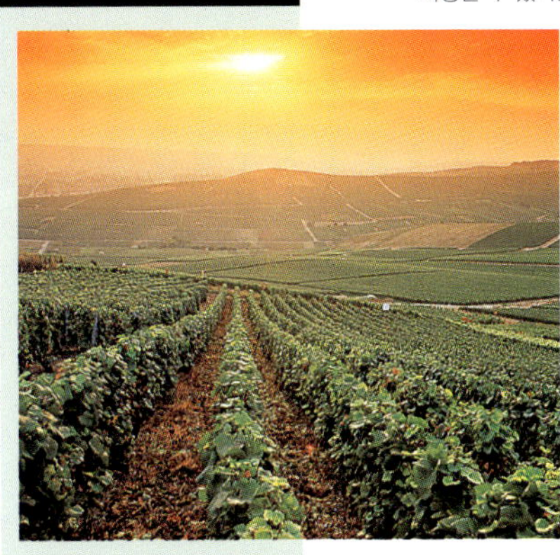

추천 사용법
지성 피부를 포함한 모든 유형
의 피부에 마사지

추출
그레이프시드 오일은
포도의 씨에서 추출한다.

107

애프리컷 커널과
그레이프시드 오일의 혼합제

산뜻한 감촉의 애프리컷 커널 오일은 피부에 잘 흡수되고 얼굴 마사지에 적합한 캐리어 오일이다. 사용할 오일의 방울 수가 오일 이름 앞에 표시되어 있다. 마사지 기법과 주의할 점은 124~209쪽을 참고하기 바란다.

목적	오일	방법
피부의 통증을 없애는 남성용 면도 오일	애프리컷 커널 오일 20밀리리터(4작은술)에 다음의 에센셜 오일을 혼합한다. 4 파출리 6 프랑킨센스	작은술 반 분량의 혼합제로 매일 피부를 마사지한다.
성인 얼굴 마사지	애프리컷 커널 오일 20밀리리터(4작은술)에 다음의 에센셜 오일을 혼합한다. 3 로즈 7 샌들우드	작은술 반 분량의 혼합제로 피부를 마사지한다. 특히 밤에 효과적이다.
성인 얼굴 마사지 2	애프리컷 커널 오일 20밀리리터(4작은술)에 다음의 에센셜 오일을 혼합한다. 2 재스민 8 오렌지	작은술 반 분량의 혼합제로 피부를 마사지한다. 특히 밤에 효과적이다.
민감 피부 얼굴 마사지	애프리컷 커널 오일 20밀리리터(4작은술)에 다음의 에센셜 오일을 혼합한다. 2 로먼 캐모마일 2 팔마로사	작은술 반 분량의 혼합제로 피부를 마사지한다. 특히 밤에 효과적이다.
사춘기 얼굴 마사지	애프리컷 커널 오일 20밀리리터(4작은술)에 다음의 에센셜 오일을 혼합한다. 4 제라늄 6 레몬	작은술 반 분량의 혼합제로 피부를 마사지한다. 특히 밤에 효과적이다.

그레이프시드 오일의 전신용 혼합제

끈적이지 않으며 연한 그레이프시드 오일은, 윤기 있는 피부에 이상적인 캐리어 오일이다. 실크처럼 좋은 감촉을 피부에 남긴다. 사용할 오일의 방울 수가 오일 이름 앞에 표시되어 있다. 마사지 기법과 주의할 점은 124~209쪽을 참고하기 바란다.

목적	오일	방법
매혹적 혼합제 : 꽃과 감귤류(시트러스) 향기	그레이프시드 오일 20밀리리터(4작은술)에 다음의 에센셜 오일을 넣는다. 3 일랑일랑 8 베르가모트	전신을 마사지한다.
동양적인 혼합제 : 안정적이며 깊은 이완 효과. 남녀 겸용	그레이프시드 오일 20밀리리터(4작은술)에 다음의 에센셜 오일을 넣는다. 3 파출리 7 샌들우드	전신을 마사지한다.
그린 혼합제 : 풀처럼 부드럽고 위안이 되는 향기. 희미한 감귤류 향기.	그레이프시드 오일 20밀리리터(4작은술)에 다음의 에센셜 오일을 넣는다. 3 클라리 세이지 7 페티그레인	전신을 마사지한다.
감귤류 혼합제 : 가득한 과일 향기	그레이프시드 오일 20밀리리터(4작은술)에 다음의 에센셜 오일을 넣는다. 5 만다린 5 오렌지	전신을 마사지한다.
강렬한 혼합제 : 피부를 따뜻하게 하는 효과	그레이프시드 오일 20밀리리터(4작은술)에 다음의 에센셜 오일을 넣는다. 3 진저 7 레몬	전신을 마사지한다.

해바라기

Helianthus annus 멕시

코와 페루 원산인 해바라기는 3.5미터까지 자란다. 태양을 숭배하던 아스텍족의 사원에서 중요한 장식으로 사용되었다. 해바라기에서는 씨를 얻을 뿐 아니라 줄기를 제지에 사용하기 때문에 여러모로 유용한 식물이다. 잘 익은 씨의 중량 중 40퍼센트가 오일로 추출된다.

자료	
학명 *Helianthus annus*	**추출 부위** 압착된 씨
식물의 형태 큰 원형 꽃술이 달린, 키 큰 꽃	**색과 감촉** 희미한 황금빛. 가벼운 촉감
	주성분 비타민 E가 풍부한 다가 불포화지방산
	안전성 문제없음
	유효 기간 6~9개월
	추천 사용법 모든 피부 유형의 마사지에 사용할 수 있다. 비타민 E가 포함되어 성인 피부에 효과적

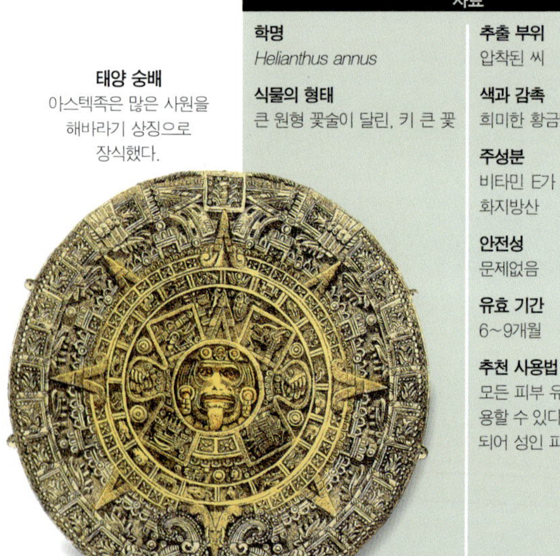

태양 숭배
아스텍족은 많은 사원을 해바라기 상징으로 장식했다.

맥아

Triticum durum 밀은 1만 년 전부터 재배해 왔다. 밀에서 추출하는 맥아 오일은 2,000년 전 이집트의 고분에서도 발견되었다. 이 오일은 밀의 배아에서 추출되며 비타민과 미네랄이 풍부하다. 맥아 오일은 피부에 영양을 보충할 수 있는 성분이 많아 건성 피부나 노화 피부에 좋으며, 아로마테라피용 혼합제의 천연 방부제로도 쓴다. 또한 천연 항산화제인 비타민 E도 많다.

자료

학명
Triticum durum

식물의 형태
곡물

추출 부위
밀의 배아

색과 감촉
황갈색으로 점도가 높고, 쓴 향기가 난다. 해바라기 오일과 같은 연한 오일에 영양을 주는 캐리어 오일로 사용하는 것이 좋으며, 연한 오일 80퍼센트에 맥아 오일 20퍼센트를 혼합한다.

주성분
비타민 E가 많은 필수지방산

안전성
문제없음

유효 기간
1년

추출
영양이 풍부한 이 오일은 밀의 배아에서 추출된다.

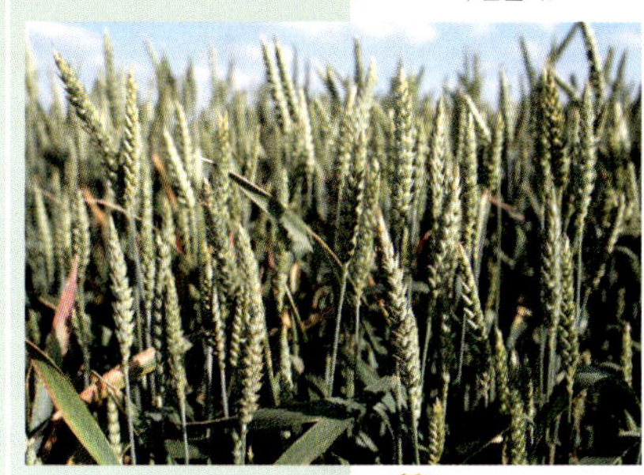

추천 사용법
건성 노화 피부의 마사지, 습진과 마른버짐에 효과적

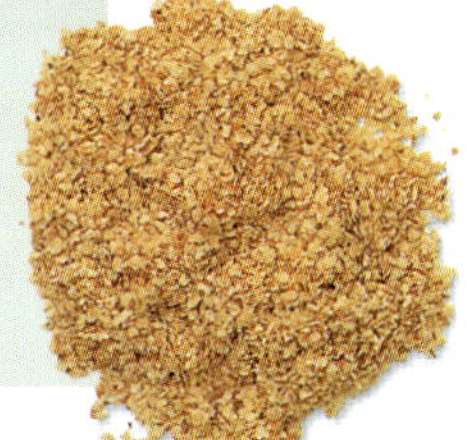

해바라기와 맥아의 혼합제

해바라기 오일은 비타민이 풍부하고 피부에 실크 같은 감촉을 주는 산뜻한 캐리어 오일이다. 피부 노출이 많은 여름에 이 혼합제를 피부에 자주 발라 영양을 주는 것이 좋다. 사용할 오일의 방울 수가 오일 이름 앞에 표시되어 있다.

목적	오일	방법
피부를 냉각시키는 혼합제 : 부드럽고 온화한 민트 향기	해바라기 오일 20밀리리터(4작은술)에 다음의 에센셜 오일을 넣는다. 7 로먼 캐모마일 3 페퍼민트	작은술 반 분량의 혼합제를 환부에 바른다. 특히 밤에 효과적이다.
상쾌한 혼합제 : 옅은 오드콜로뉴 향기	해바라기 오일 20밀리리터(4작은술)에 다음의 에센셜 오일을 넣는다. 5 라벤더 5 페티그레인	작은술 반 분량의 혼합제를 환부에 바른다. 특히 밤에 효과적이다.
피부를 진정시키는 혼합제 : 부드러운 로즈 향기	해바라기 오일 20밀리리터(4작은술)에 다음의 에센셜 오일을 넣는다. 6 팔마로사 4 제라늄	작은술 반 분량의 혼합제를 환부에 바른다. 특히 밤에 효과적이다.
피부를 안정시키는 혼합제 : 바닐라 같은 과일 향	해바라기 오일 20밀리리터(4작은술)에 다음의 에센셜 오일을 넣는다. 2 벤조인 8 오렌지	작은술 반 분량의 혼합제를 환부에 바른다. 특히 밤에 효과적이다.
피부 균형을 조절하는 혼합제 : 초목과 같은 허브 향기	해바라기 오일 20밀리리터(4작은술)에 다음의 에센셜 오일을 넣는다. 4 클라리 세이지 6 마요라나	작은술 반 분량의 혼합제를 환부에 바른다. 특히 밤에 효과적이다.

맥아의 얼굴용 항산화 혼합제

비타민 E가 풍부한 맥아 캐리어 오일은 항산화 작용이 뛰어나서 얼굴 피부를 젊게 하고 강장에 효과적이다. 이 오일은 매우 강하면서 약간 쓴 향기가 나며, 단독으로 사용하면 점도가 높아 애프리컷 커널 오일 15밀리리터(3작은술)에 맥아 오일 5밀리리터(1작은술)를 더해 캐리어 오일 혼합제를 만들면 좋다. 마사지 기법과 주의할 점은 124~209쪽을 참고하기 바란다.

목적	오일	방법
건성 피부용 혼합제 : 꽃 향기가 기분을 고무하며, 피부에 강장 작용을 함	위의 캐리어 오일 혼합제에 다음의 오일을 넣는다. 3 네롤리 7 프랑킨센스	작은술 반 분량의 혼합제로 얼굴을 잘 마사지한다. 특히 밤에 효과적이다.
노화 피부용 혼합제 : 나무와 꽃 향기, 피부에 영양을 줌	위의 캐리어 오일 혼합제에 다음의 오일을 넣는다. 3 로즈 7 샌들우드	작은술 반 분량의 혼합제로 얼굴을 잘 마사지한다. 특히 밤에 효과적이다.
복합성 피부용 혼합제 : 꽃 향기, 진정시키는 향기, 피부 균형 조절에 좋음	위의 캐리어 오일 혼합제에 다음의 오일을 넣는다. 4 제라늄 6 레몬	작은술 반 분량의 혼합제로 얼굴을 잘 마사지한다. 특히 밤에 효과적이다.
지성 피부용 혼합제 : 강장과 수렴성의 클렌징 효과	위의 캐리어 오일 혼합제에 다음의 오일을 넣는다. 3 주니퍼 7 사이프러스	작은술 반 분량의 혼합제로 얼굴을 잘 마사지한다. 특히 밤에 효과적이다.
민감성 피부용 혼합제 : 나무 향이며, 가볍고 매우 부드러움	위의 캐리어 오일 혼합제에 다음의 오일을 넣는다. 2 파출리 2 라벤더	작은술 반 분량의 혼합제로 얼굴을 잘 마사지한다. 특히 밤에 효과적이다.

베이스 크림

베이스 크림을 사용하면 특정 부분에 에센셜 오일을 확실히 스며들게 할 수 있다. 또한 잔류물을 남기지 않고 피부에 영양을 줄 수 있다. 베이스 크림은 식물유에 로즈 워터 등의 플라워 워터를 섞어 밀랍으로 유화(乳化)해 만든다. 무향료 크림을 구입할 수도 있으며, 이때는 식물 성분인지 확인해야 한다.

1 밀랍과 스위트 아몬드 오일을 유리그릇에 넣는다. 물이 든 냄비에 그 유리그릇을 넣고 중탕으로 가열하면서 잘 저어 혼합제가 투명해질 때까지 60도를 유지한다. 동시에 로즈 워터를 다른 유리접시에 넣어 같은 온도로 중탕으로 가열한다.

2 양쪽 유리그릇을 불에서 내리고, 로즈 워터를 스위트 아몬드 오일 혼합제에 조금씩 넣어 섞는다.

3 로즈 워터를 모두 넣고 나서 자신이 좋아하는 에센셜 오일 혼합제 30방울을 넣어 혼합한다. 크림을 용기에 담아 냉장고에 넣으면 사용할 준비가 된 것이다. 크림의 유효 기간은 3주이다.

베이스 크림 만들기	
60그램을 만드는 재료	**준비물**
밀랍 10그램	냄비 2개
스위트 아몬드 오일 20밀리리터(4작은술)	내열 유리그릇 2개(냄비 물에 중탕할 때 사용)
로즈 워터 20밀리티터(4작은술)	거품기
	요리용 온도계
	60그램 용량의 갈색 유리용기 (약국에서 구입 가능)

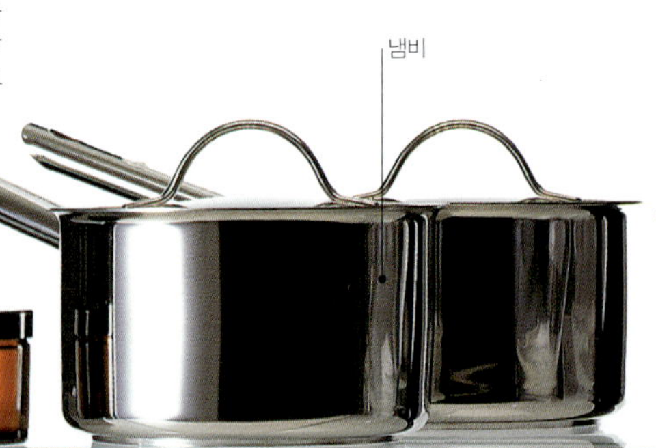

베이스 로션

로션은 크림의 액체 형태이다. 크림보다 묽지만 피부에 영양을 주고 부드러운 감촉이 나게 한다. 무향료 로션을 약국이나 에센셜 오일 전문점에서 구입할 수 있으나, 동물성 성분이나 석유 추출물이 들어 있지 않은지 확인해야 한다.

베이스 로션 만들기

60밀리리터를 만드는 재료

밀랍 15그램
호호바 오일 20밀리리터
(4작은술)
로즈 워터 30밀리리터
(6작은술)

준비물

냄비 2개
내열성 유리그릇 2개(냄비 물에 중탕할 때 사용)
거품기
요리용 온도계
100밀리리터 용량의 갈색 유리병(약국에서 구입 가능)

1 밀랍과 호호바 오일을 유리그릇에 넣는다. 물이 든 냄비에 그 유리그릇을 넣고 잘 섞으면서 60도로 중탕한다. 동시에 다른 유리그릇에 로즈 워터를 같은 온도로 중탕한다.

2 양쪽 유리그릇을 불에서 내린다. 로즈 워터를 호호바 오일 혼합제에 한 방울씩 넣으면서 잘 섞는다.

3 자신이 좋아하는 에센셜 오일 혼합제 30방울을 넣어 혼합한다. 갈색 병에 담아 냉장고에 넣으면 사용할 준비가 된 것이다. 로션의 유효 기간은 3~4주이다.

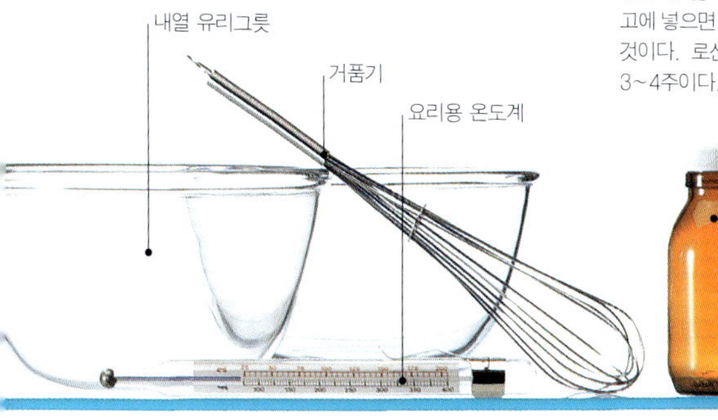

베이스 크림과 베이스 로션의 혼합제

크림에는 지방 성분이 많아 특정 환부에 골고루 잘 바를 수 있다. 베이스 크림은 매일 하는 피부 관리에서 매우 유용하다. 정해진 양의 크림을 용기에 넣고 오일을 더해 작은 수저로 잘 섞어준다. 사용할 오일의 방울 수가 오일 이름 앞에 표시되어 있다.

목적	오일	방법
구급용 크림 : 약 상자에 넣어 두면 편리함	베이스 크림 20그램에 다음의 오일을 넣는다. 5 라벤더 5 티 트리	필요에 따라 바른다.
상처용 크림 : 깊은 상처와 긁힌 상처에 효과적	베이스 크림 20그램에 다음의 오일을 넣는다. 5 로먼 캐모마일	필요에 따라 바른다.
강력한 핸드 크림 : 매일 하는 손질용	베이스 크림 20그램에 다음의 오일을 넣는다. 3 네롤리 7 제라늄	필요에 따라 바른다. 특히 손을 씻은 후에 효과적이다.
발 관리 크림 : 통증과 냉증 완화	베이스 크림 20그램에 다음의 오일을 넣는다. 4 페퍼민트 6 블랙 페퍼	필요에 따라 바른다.
손톱 손질 크림 : 금이 가고 갈라진 손톱에 효과적	베이스 크림 20그램에 다음의 오일을 넣는다. 4 로즈 6 아틀라스 시더우드	환부에 바른다.

베이스 로션 혼합제

베이스 로션을 캐리어 오일 대신 사용한다. 특히 오일 진류물이 있는 것이 바람직하지 않은 얼굴용 혼합제를 만들 때 쓴다. 필요한 로션을 병이나 용기에 넣고 오일을 혼합한다. 사용할 오일의 방울 수가 오일 이름 앞에 표시되어 있다.

목적	오일	방법
혼합성 피부용 혼합제 : 피부 균형 조절	베이스 로션 20밀리미터(4작은술)에 다음의 오일을 넣는다. 4 네롤리 6 제라늄	마사지하고 피부에 문질러 바른다.
지성 피부용 혼합제 : 피부를 강장시키고 부드럽게 함	베이스 로션 20밀리리터(4작은술)에 다음의 오일을 넣는다. 6 라벤더 4 레몬	마사지하고 피부에 문질러 바른다.
여드름용 혼합제 : 곪은 여드름에 효과적	베이스 로션 20밀리리터(4작은술)에 다음의 오일을 넣는다. 3 주니퍼 7 티 트리	환부에 바른다.
여드름용 혼합제 : 건조한 여드름에 효과적	베이스 로션 20밀리리터(4작은술)에 다음의 오일을 넣는다. 4 제라늄 6 라벤더	환부에 바른다.
면도용 혼합제 : 얼굴과 다리의 피부를 진정시킴	베이스 로션 20밀리리터(4작은술)에 다음 오일을 넣는다. 5 샌들우드 5 파출리	마사지하고 환부에 문질러 바른다.

아로마테라피 실습

이 장에서는 전문 아로마테라피 시술자의 치료 소개와 동시에 등, 다리와 발, 팔과 손, 배, 어깨와 목, 얼굴의 마사지법을 하나하나 설명한다. 또한 아로마테라피의 자가치료 방법을 포함한 다양한 정보를 제공한다. 이 책에 소개된 많은 종류의 에센셜 오일과 혼합제를 알고 나면 여러분 나름대로 아로마테라피를 해볼 수 있다. ～ 먼저 등이나 어깨가 뻣뻣하고 아플 때와 같은 간단한 경우에서부터 시작해 보자. 초보자는 여기서 설명한 기법을 따라 하며 아픈 부분에는 부드럽게 접근한다. 아로마테라피는 몸을 기분 좋게 풀어주고, 가족이나 친구에게 기쁨을 준다.

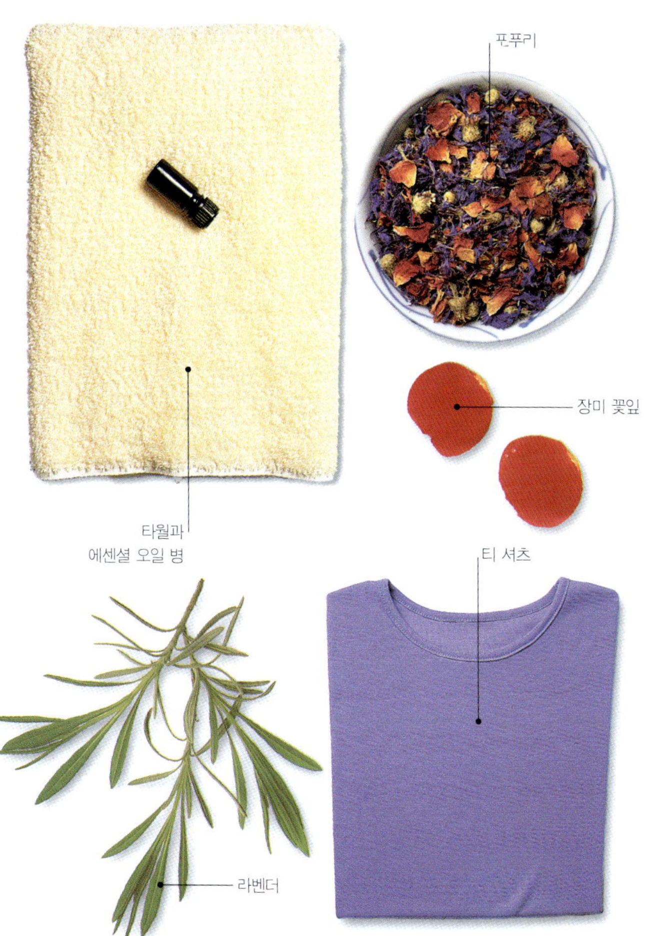

포푸리
장미 꽃잎
타월과
에센셜 오일 병
티 셔츠
라벤더

전문가의 카운슬링과 치료 과정

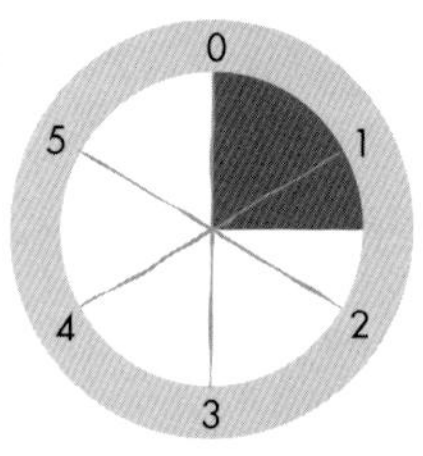

치료

일반적으로 1회 치료
시간은 1시간 반이다.

스스로 아로마테라피를 해보는 것도 즐겁지만, 그것이 전문가의 치료를 대신할 수 없다. 다음은 전문 치료사의 역할, 즉 에센셜 오일의 지식을 바탕으로 적절한 혼합제를 만들어 치료하는 일반적인 과정에 대한 소개이다. 아로마테라피스트에게 트레이닝 경험, 실무 기간, 그리고 소속 단체를 확인하는 것도 좋다.

카운슬링

아로마테라피스트가 당신에게 사용할 혼합제를 결정하기 전에, 당신의 병력, 현재 받고 있는 치료, 알레르기, 임신의 유무 등 안전하게 치료하기 위해 알아둘 모든 문제를 파악하고 현재 당신이 받고 있는 스트레스에 대해 확인하는 카운슬링 시간이 있다. 테라피스트는 이렇게 자세한 정보를 기초로 치료 방침을 결정하고, 3~4종의 에센셜 오일을 선택하여 심신의 증상을 완화하는 치료를 시작한다.

혼합제를 결정할 때, 각 에센셜 오일의 향기를 맡게 하여 그것에 대해 몸과 마음이 어떻게 반응하는지 확인하는 것이 중요하다. 당신이 좋아하는 향기가 몸과 마음을 더욱 만족스럽게 이완시킨다.

치료

먼저 옷을 벗고 타월로 몸을 감싼다. 치료 기간 내내, 마사지를 받는 부분을 제외하고 항상 타월로 몸을 덮어 몸이 따뜻하게 유지되도록 한다. 다음에 어떤 순서로 마사지가 진행될 것인지는 테라피스트가 말해 줄 것이다. 먼저 캐리어 오일에 혼합한 에센셜 오일을 피부에 바르기 시작한다. 일반적으로 치료 중에는 몸과 마음이 이완되어 편한 느낌이 들어야 하는데, 치료 중에 속이 메스껍거나 다른 불편함이 있으면 바로 알려주는 것이 중요하다. 치료가 끝나고 옷을 입기 전에 그대로 조금 쉰다.

아로마테라피는 전인적인 치료이며, 치료 수준은 매우 다양하다. 곧바로 효과가 나타나는 경우도 있고, 참을성 있게 기다려야 할 경우도 있다. 특히 만성적 증상에는 시간이 필요하다.

주요 에센셜 오일

만다린은 다른 감귤류 오일처럼 스트레스 해소 효과가 좋은 오일로 인기가 있다.

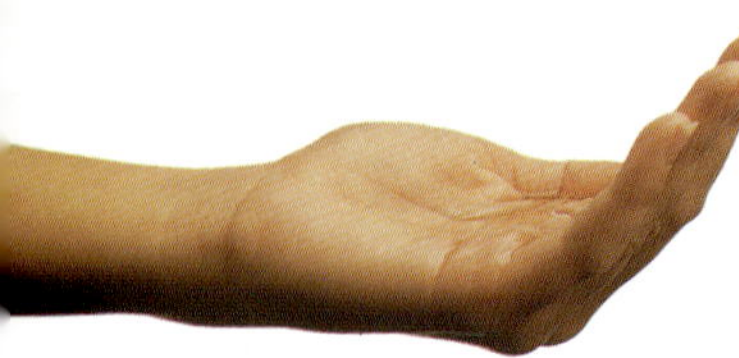

마사지 오일
소량의 혼합제를 손바닥에
받아 마사지한다.

등 마사지 : 가볍게 쓰다듬기

등은 마사지하기에 매우 적합하며, 특히 마사지를 처음 받는 경우에 추천되는 부위이다. 또한 등은 접촉에 매우 민감하여 마사지 기법을 쉽게 익힐 수 있다. 등 마사지의 처음 단계는 가볍게 쓰다듬기이며, 손바닥 전체를 사용해 부드럽게 쓰다듬는 과정으로 구성되어 있다.

1 등뼈 가장자리에 양손을 대고 허리에서 어깨 쪽으로 부채를 펴듯이 미끄러져 올라간다. 그러고 나서 다시 허리 쪽으로 미끄러져 내려온다. 이 움직임을 적어도 6회 반복한다. 일정한 리듬으로 손을 움직이도록 한다.

2 손가락을 바깥쪽으로 향하게 하여 양손의 손바닥을 허리에 대고, 등뼈를 중심으로 부채를 펴듯이 양손의 손바닥으로 작은 원을 그린다. 이런 동작을 허리에 세 번, 등 중앙에 세 번, 어깨에 세 번 반복한다.

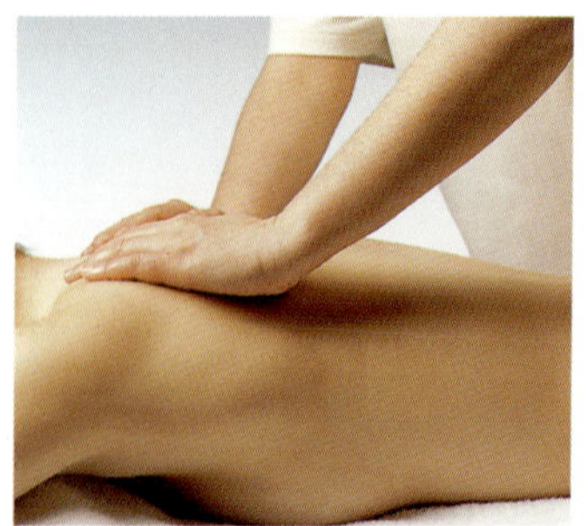

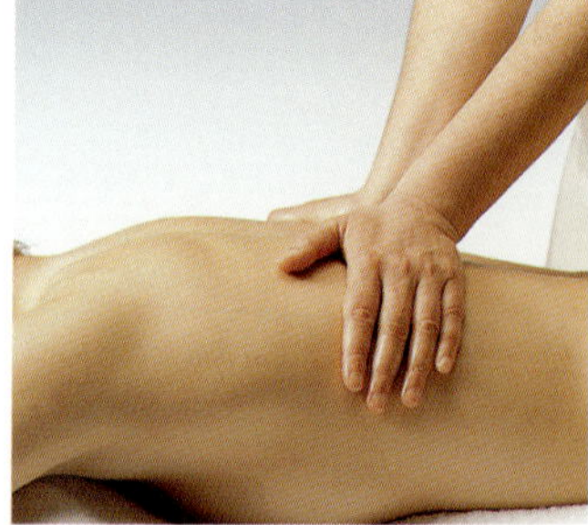

등 마사지의 준비 동작

이 마사지는 가벼운 편이지만 제대로 압력을 줄 필요가 있다. 이것은 좀더 깊은 마사지를 하기 전에 등을 준비시키고 긴장을 완화하기 위한 것이다. 이와 같이 근육을 풀어주는 마사지로 시작하는 것은 매우 중요하다. 그렇게 하지 않으면 마사지가 불쾌하게 느껴지거나 통증이 생긴다.

3 양손을 허리 좌측에 두고, 허리부터 어깨에 걸쳐 8자를 길게 그린다. 척추에도 동일하게 반복하고, 척추 우측으로 옮긴다.

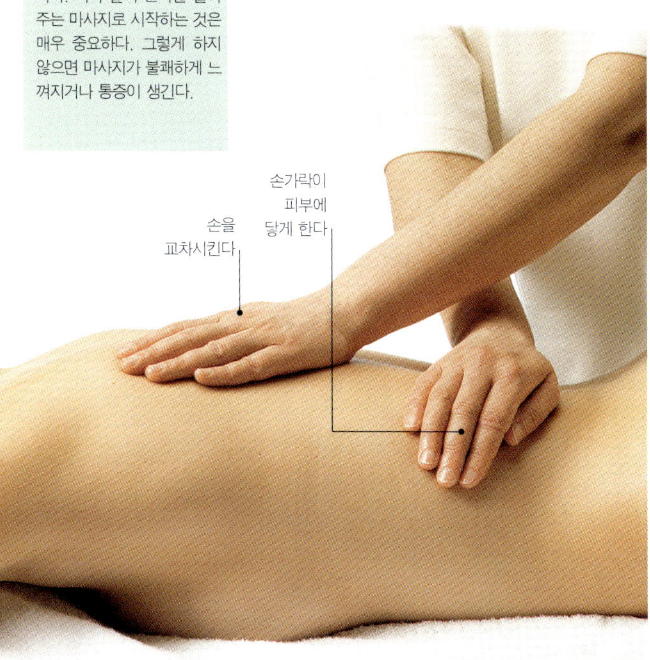

등 마사지 :
건강의 열쇠가 되는 치료

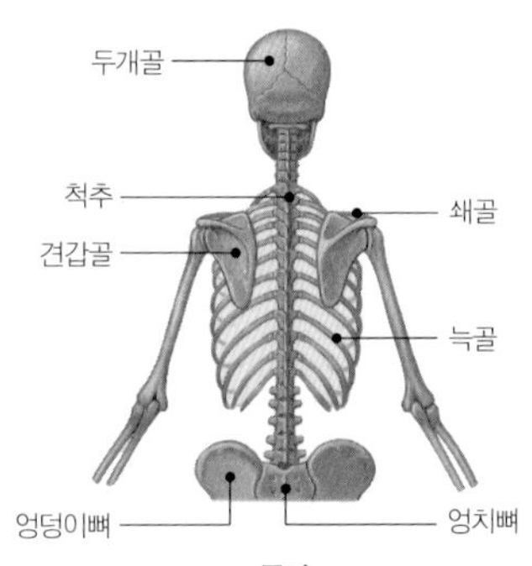

등뼈
등뼈는 매우 복잡한
구조로 되어 있다.

등뼈는 직립 보행에 필수적인 복잡한 구조로 되어 있으며, 척추에서 나온 신경이 전신에 퍼져 있다. 나쁜 자세, 잘못된 앉는 방법, 발에 맞지 않는 구두까지 모두 등뼈의 상태에 영향을 미친다. 모든 뼈가 서로 균형을 맞추어 다양한 움직임에 대응하고 있으나, 무거운 것을 잘못된 자세로 들어 올리거나 정원에서 일할 때와 같이 이 거북한 자세를 오랫동안 계속하면 순간적으로 균형이 무너져 다치게 된다.

근육 마사지

근육과 등의 골격은 서로 연결되어 있으므로, 근육의 통증은 등뼈의 이상 징후 때문일 수 있다. 마사지는 근육의 아픔이나 경련을 완화해 움직임을 편하게 해준다. 통증이 반복해 나타나면 근육 조직의 기반이 되는 골격에 문제가 있을 수 있으므로 정형외과 의사의 진료를 받을 필요가 있다.

등에 효과가 있는 에센셜 오일

등 마사지에는 통증이나 고통을 완화해 주는 에센셜 오일을 혼합제에 넣어 쓴다. 이러한 오일은 환부를 따뜻하게 만들어 혈액 순환을 촉진하고 근육 섬유에 축적된 독소를 해독한다. 진저는 레몬그라스나 로즈메리처럼 특히 효과 있는 오일이며, 향이 강하게 침투하여 근육에 자극을 준다. 이러한

오일로 마사지하면 등이 예민해져서 피부
가 활성화한다.

밤에 하는 마사지에는, 기분을 이완시키는
향기가 나는 동시에 긴장을 푸는 작용을
하는 오일을 선택하면 좋다. 베티버, 라벤
더, 마요라나가 대표적인데, 향기가 마음을
달래줄 뿐 아니라 심신을 이완시키고 아픔
을 완화하는 작용을 한다.

등 마사지에서 좀더 깊은 마사지 단계로
옮겨가기 전에, 먼저 흐르는 듯이 쓰다듬어
등 전체를 따뜻하게 하는 것이 중요하다.
이렇게 해서 근육의 긴장이 풀어지면 치료
를 받는 사람이 이완될 뿐 아니라 테라피
스트 자신의 손도 따뜻해진다. 단순한 쓰다
듬기만으로도 상대방이 느끼는 불안이나
스트레스를 완화할 수 있다.

주요 에센셜 오일

베티버는 결리는 근육을 풀어주는 효과가 있다.

등 마사지 : 주무르기

이제 좀더 깊은 마사지로 옮겨, 양손을 사용하여 광범위한 근육 조직을 주무른다. 이 마사지는 밀가루 반죽하기와 비슷하며 양손으로 근육을 주물러 조직의 긴장을 완화시킨다. 먼저 부드러운 쿠션을 사용하여 연습해 본다. 실제 마사지에서는 근육을 잡아 상대방에게 아픈 느낌은 없는지 확인하며 시술한다. 느린 움직임은 상대방을 이완시키며, 좀더 빠른 움직임은 자극을 준다.

1 승모근이라고 하는 어깨의 큰 근육을 잡아 주무른다. 이 근육은 주무르기에 매우 적합하다. 양어깨를 한 손으로 주무르거나, 한쪽 어깨를 양손으로 주물러도 좋다. 몇 분간 마사지를 계속한다.

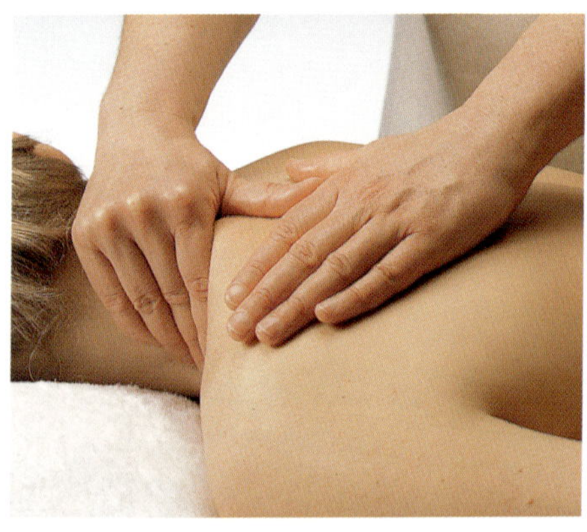

2 다음으로, 등의 한쪽 편을 어깨에서부터 아래쪽
으로 주물러 내려간다. 이때 간지럽게 느끼지 않
도록 제대로 힘을 주어야 한다. 다시 어깨 쪽으로
돌아온다. 이 마사지를 두 번 반복한다.

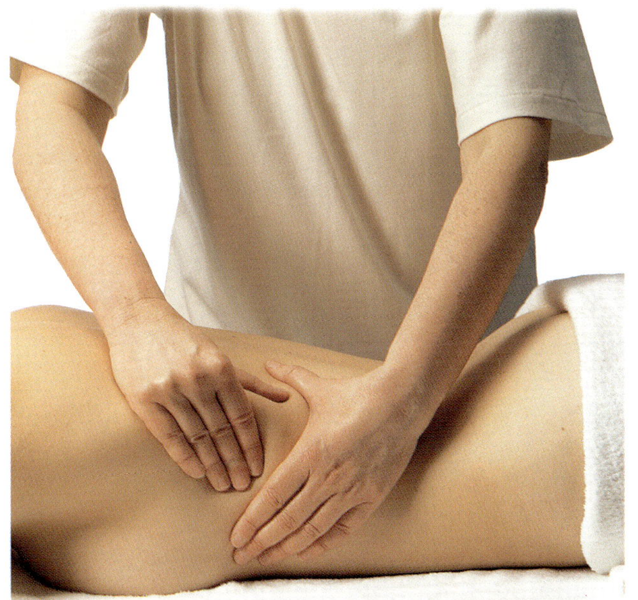

등 마사지할 때 주의할 점

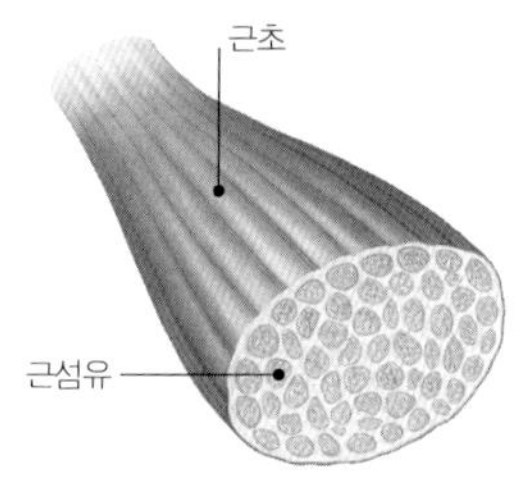

섬유
근육 섬유는 다발로
이루어져 있으며
근초에 싸여 있다.

등 마사지를 할 때 양손은 피부 아래의 부드러운 세포, 즉 근육에 작용하는 것이다. 근섬유 다발은 수축할 때 산소와 포도당을 사용하여 에너지를 공급한다. 이러한 섬유에서 배출된 젖산이나 이산화탄소 등의 노폐물은 보통 혈액이나 림프액에 의해 배출된다. 그러나 노폐물이 축적되면 응결이나 아픔의 원인이 된다. 마사지는 환부의 혈액순환이 잘 되게 하고 노폐물을 배출한다.

문제를 파악한다

가족이나 친구의 등을 마사지하다 보면 여러 가지가 손에 느껴진다. 피부가 차가운 부분은 혈액순환이 잘되지 않는 것이기 때문에 주의 깊게 마사지해 따뜻하게 해줄 필요가 있다. 이때는 블랙 페퍼와 같은 에센셜 오일이 도움이 된다.

응결된 부분이나 딱딱한 부분은 노폐물이 모여 있거나, 부상이나 관절염과 같은 장기적인 손상이 원인이다. 마사지를 받는 상대방에게 원인으로 짐작되는 것이 있는지 확인한다. 딱딱해져 움직임이 둔한 부분은 주의 깊게 마사지하지만, 증상에 어떤 의문이 느껴지면 그 부분은 손대지 않도록 한다.

마사지에 의해 완화되는 근섬유의 응결이나 작은 덩어리는 젖산이 모여 굳어진 것일 수도 있다. 그와 같은 증상이 주무르기나 압박법(130~131쪽 참조)으로 없어진다는 것을 명확하게 확인하게 되는 경우도 있다. 압박법으로 치료할 때 치료받는 사람이 편안하게 느끼고 있는지 항상 확인하는 것을 잊지 않도록 한다.

주의 깊게 관찰하기

마사지 중에 이상한 덩어리가 발견되면 그 곳을 손대지 말고, 의사의 진료를 받도록 권하는 것이 좋다. 마사지가 몸을 좋아지게 하긴 하지만 항상 주의 깊게 시술하고, 몸의 반응을 손으로 느끼면서 잘 관찰하는 것이 중요하다.

마사지를 피해야 할 때

마사지는 일반적으로 효과적인 치료법이라고 할 수 있으나 마사지를 받을 사람의 기분이 좋지 않을 때는 피하는 것이 좋다. 고혈압, 정맥류, 관절염 등의 병이 있는 사람에게는 비교적 가벼운 마사지를 하고, 시술을 계속 진행해 나가기 전에 의사나 전문 치료사와 상의하라고 말해 줄 필요가 있다.

주요 에센셜 오일
주니퍼는 강력한 정화 작용을 해 조직의 해독을 촉진한다.

등 마사지 : 압박하기

이 마사지법에서는 주로 엄지에 모든 체중을 실어 압력을 가한다. 엄지에 서서히 압력을 더해가며 어느 정도의 힘이 편안한지 시술받는 상대방에게 확인한다. 응결이 있는 부위는 어느 정도의 통증을 동반하므로 너무 강하지 않게 눌러야 한다. 지압 후에는 그 부분을 쓰다듬어 이완시킨다.

1 상대방이 기분 좋을 정도로 팔을 부드럽게 등쪽으로 돌린다. 이렇게 하면 어깨뼈가 잘 보인다.

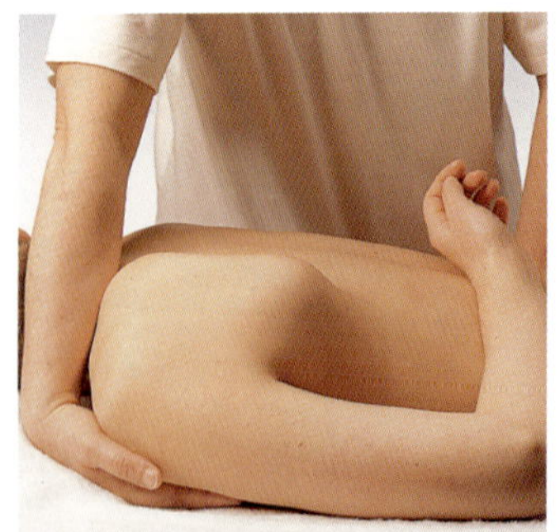

2 어깨 아래를 손으로 받치고 반대편 손 엄지로 어깨뼈의 삼각형을 따라 지압해 나간다. 팔을 부드럽게 원위치로 돌리고, 반대편 팔을 지압한다. 이것은 뭉친 데에 매우 효과적인 마사지이다.

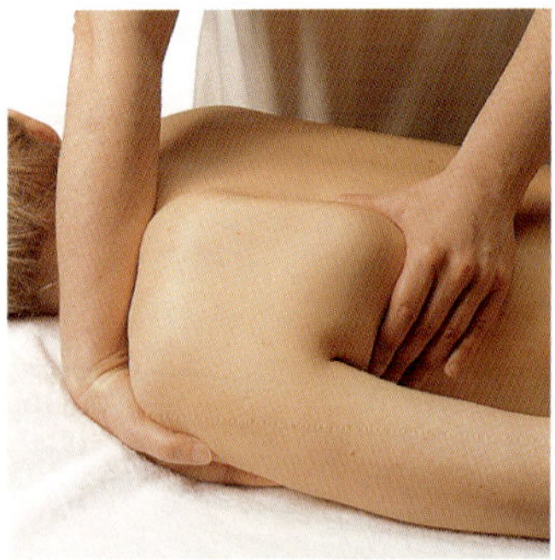

3 엄지를 척추의 양 옆에 대고, 10초씩 지압하면서 어깨까지 올라간다. 이것을 두 번 반복한다. 지압의 강도를 상대방에게 확인한다.

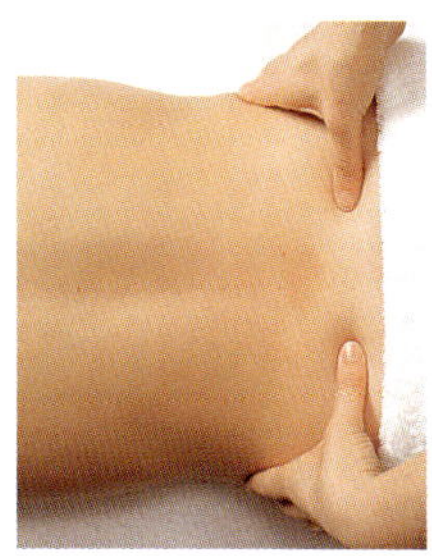

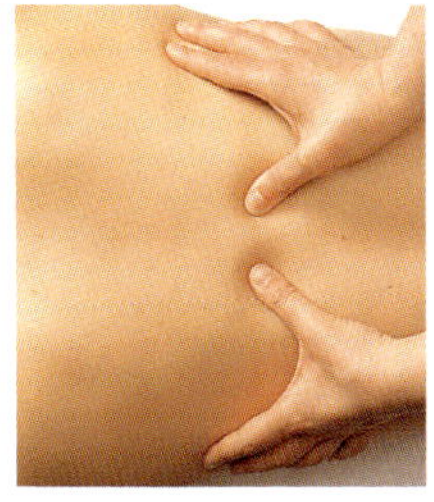

4 척추의 기저부에는 엉치뼈라고 부르는 큰 뼈가 있다. 이곳을 삼각형 모양으로 지압하여 미골(꼬리뼈) 쪽으로 조금씩 안으로 이동해 간다.

6 손을 컵처럼 만들어 척추 기저부에 댄다. 손 안이 따뜻해지면, 천천히 손을 뗀다. 이렇게 하면 시술받는 상대방은 몸이 떠오르는 느낌을 받는다.

5 이 지압을 처음부터 다시 반복한다. 다만, 반복할 때는 좀더 압력을 준다. 일정한 리듬으로 여러 번 반복한다. 손바닥이 매우 따뜻해질 것이다.

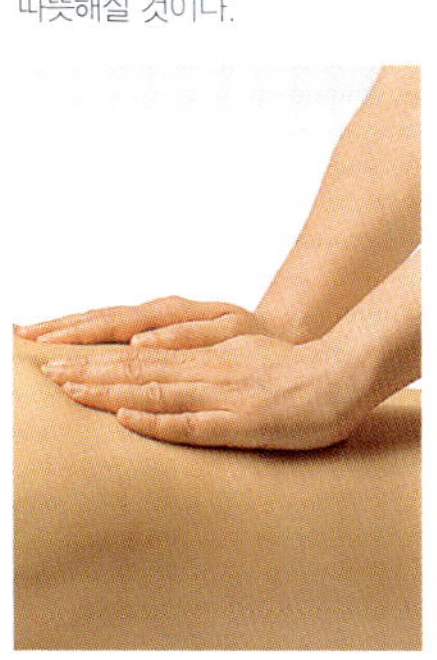

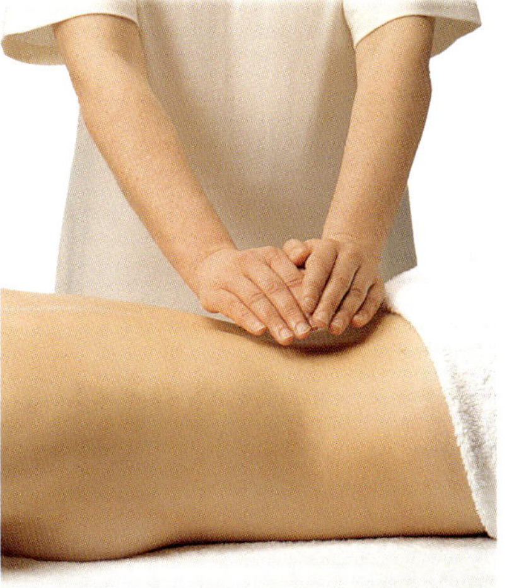

압박하기 : 효과적인 지압법

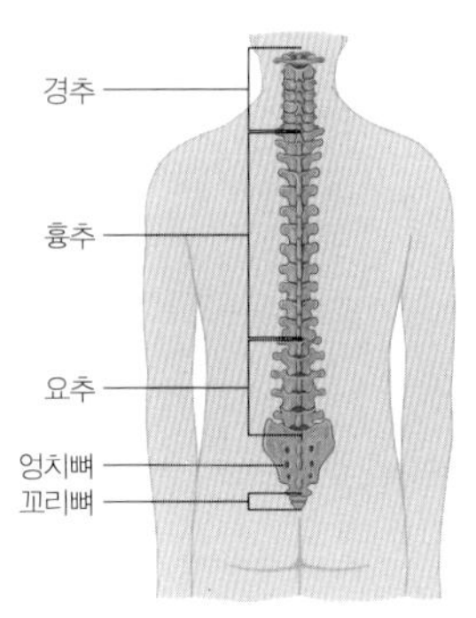

척추의 부위
척추는 다섯 개 부위로
구성되어 있다.

일본이나 중국 등 동양 문화에는, 옛날부터 손가락의 압력을 이용한 마사지를 해왔다. 이를 '지압'이라고 부르며, 특정 부분(경혈)에 압력을 가하여 생명력, 즉 기의 흐름을 조절한다. 그리고 몸의 다른 부위를 차례로 시술해 아픔을 치유하고 기력을 회복시킨다. 지압에 정통하려면 몇년간의 수행이 필요하지만, 경혈 중에는 일상생활에 간단하게 시술할 수 있는 것도 있다.

경혈 누르기

척추의 경혈은 모든 주요 기관과 연결되어 있기 때문에 매우 흥미롭다. 척추의 윗부분 지압은 폐의 울혈을, 가운데 부분은 소화 문제를, 아랫부분은 생식기와 배설 문제를 완화한다. 척추의 기저에 있는 엉치뼈(천골)의 삼각형 부분을 지압하면 월경통이나 요통에 효과가 있다. 먼저 부드럽게 지압하고 조금씩 압력을 더해 몸에 부담을 주지 않아야 한다. 마지막에는 5초간 경혈을 계속 눌렀다가 손가락을 떼고 지그시 돌리며 주무르는 원형 마사지로 뭉친 것을 풀어준다.

지압을 활용한다

아로마테라피 마사지에 지압을 도입하여 전체적인 마사지 효과를 촉진한다. 이렇게 해서 특정 부위의 통증을 완화할 수 있다. 시술받는 상대방이 특히 아픔을 느끼는 경혈에는 라벤더 1방울을 바르고 지압해 본다. 우선 가볍게 쓰다듬어 환부를 따뜻하게 만들고 뭉친 곳을 주무르기로 풀어주며, 마지막으로 지압한다. 처음부터 지압을 하면 근육이 긴장하여, 마사지하는 사람이나 받는 사람이나 치료를 즐길 수 없게 된다.

순서대로 마사지한다

아로마테라피 마사지에서는, 몸을 따뜻하게 만들고, 주무른 다음 압력을 주고 쓰다듬어 진정시키는 것으로 끝내는 일정한 순서를 지킬 필요가 있다. 등 마사지는 매우 만족할 만한 이완 효과를 가져오는 훌륭한 치료법이다.

발 마사지 : 펴주기

사람은 일생 동안 지구와 달 사이를 왕복할 수 있는 거리를 걷는다고 한다. 그러니 우리는 발에게 고마워해야 한다. 발 마사지는 발이 감당하는 수고를 위로해 주는 가장 좋은 방법이다. 발 마사지의 시작은 보통 발을 따뜻하게 하여 펴주고, 발의 긴장을 풀어주는 것이다. 찬 발은 일반적으로 혈액순환이 좋지 않은 것과 관계가 있다. 가족이나 친구에게 이런 문제가 있으면 마사지를 시작하기 전에 발을 문질러준다. 다음과 같은 마사지를 빨리 해주면 발이 따뜻해진다.

1 양쪽 발목을 부드럽고도 확실하게 받친다.
천천히 깊게 숨을 쉬도록 한다.

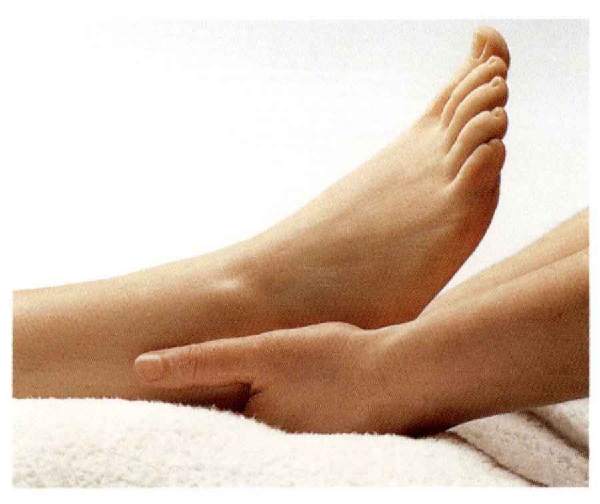

2 '샌드위치'처럼 양 손바닥 사이에 발을 두어, 발가락에서 발목 쪽으로 미끄러지듯이 움직이고 다시 발가락 쪽으로 돌아온다. 이것을 적어도 6회 반복한다.

3 다음에 발을 한 손으로 받치고 반대편 손바닥으로 발바닥의 굴곡을 따라 아래위로 몇 차례 마사지한다.

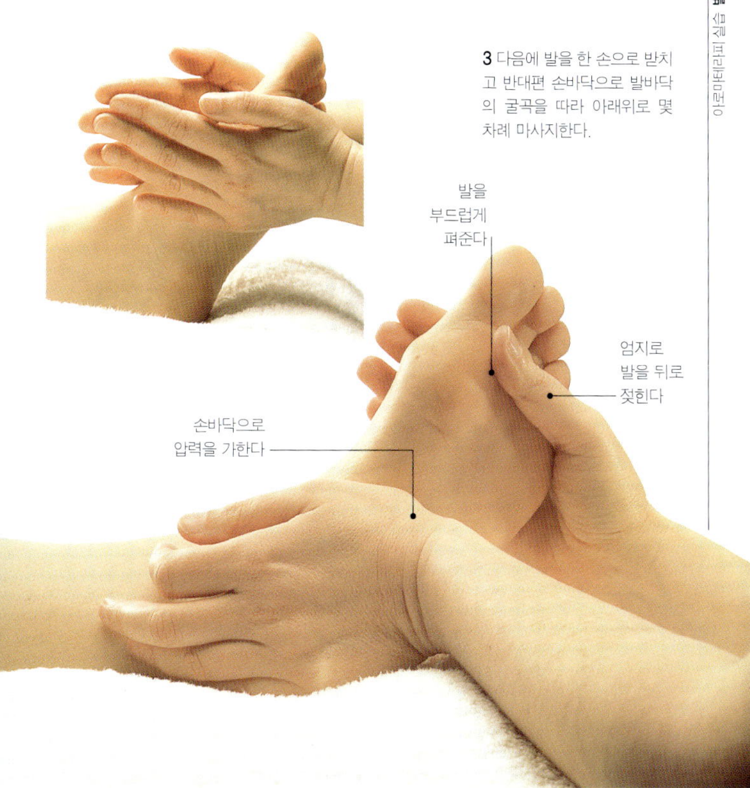

발 마사지 과정과 효과

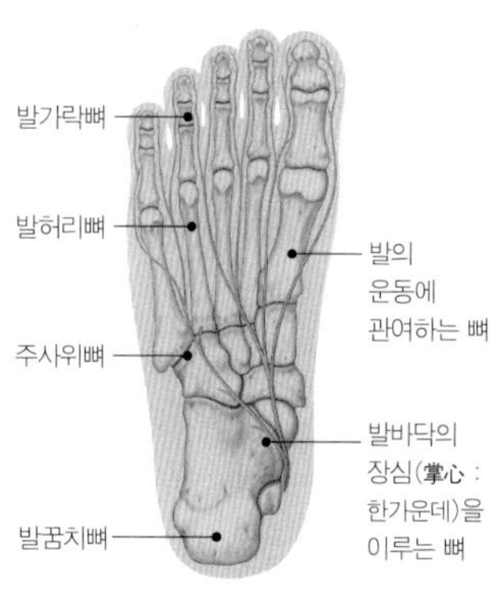

발가락뼈

발허리뼈

주사위뼈

발꿈치뼈

발의 운동에 관여하는 뼈

발바닥의 장심(**掌心** : 한가운데)을 이루는 뼈

발의 구조
발은 사람의 골격 중에서
특히 복잡한 부분이다.

발의 구조는 매우 놀랄 만하며, 전신 뼈의 약 4분의 1이 여기에 모여 있다. 뼈, 근육, 인대가 정밀하게 진화하여, 체중 전체를 지탱해 주기 좋은 구조를 만들고 있다. 발에는 몸의 노폐물을 제거하는 땀샘이 밀집되어 있다. 발에서 심한 냄새가 나면, 위생 상태가 나쁜 것뿐 아니라 몸에 독소가 모여 있음을 나타내는 것일 수 있다.

우선 발을 씻는다

마사지하기 전에 발을 씻어 깨끗하게 하는 것이 매우 중요하다. 이렇게 하면 마사지에 사용하는 에센셜 오일이 두꺼운 피부에 스며들기 쉬워진다.

발을 치유하면 몸이 치유된다

발에는 전신과 연결되어 있는 수천 개의 신경 종말이 모여 있다. 따라서 발 마사지는 매우 효과적인 치료법이다. 발을 마사지하여 전신을 치유할 수 있기 때문이다. 반사요법과 같은 치료법은 전적으로 이러한 원리를 바탕으로 하고 있다. 이때 에센셜 오일 혼합제를 사용하면 더욱 효과적이다. 혈액순환을 촉진하는 로즈메리나 스트레스를 완화하는 네롤리 등의 오일로 발 마사지를 하면 심신이 모두 치유된다.

발은 우리를 지면과 연결한다. 차갑고 둔한

발은 '지면에서 분리'되었거나 '뿌리내리지 못한' 상태를 의미한다. 강한 흙의 향이 나는 베티버 오일은 몸을 따뜻하게 하고 혈액순환을 촉진하므로 더욱 효과적이다. 마사지 후에 몇 분 동안 발을 잡고 있으면 더욱 안정된다.

민감한 다리

간지럽지 않게 마사지하려면, 다리를 단단히 받쳐 부드러우면서도 확실히 압력을 주는 것이 중요하다. 손바닥을 이용한 강한 손놀림은 마사지에 자신감을 줄 뿐 아니라, 접촉에 민감한 사람에게도 도움이 될 수 있다.

주요 에센셜 오일

페퍼민트는 피로한 발을 진정시키는 좋은 에센셜 오일이다.

발 마사지 : 발의 윗부분

기분 좋게 충분히 발을 펴준 후에, 뼈가 인대와 힘줄로 덮여 있는 발 윗부분 마사지 과정으로 옮겨간다. 이 마사지에는 세밀한 움직임이 필요하며, 너무 강하게 눌러서 상대에게 아픈 느낌을 주지 않도록 주의해야 한다. 반대쪽 다리로 옮겨가기 전에, 샌드위치처럼 양 손바닥에 발을 두어 (135쪽 참조) 미끄러지듯 몇 번 움직여주면 효과적이다.

1 양손으로 한 발을 잡고, 양쪽 엄지를 가운뎃발가락 아래에서 그 밑으로 모든 뼈를 직선상으로 압력을 준다. 이것을 두 번 반복한다.

2 엄지와 집게손가락으로 엄지발가락을 주무르고, 부드럽게 당겨 편다.

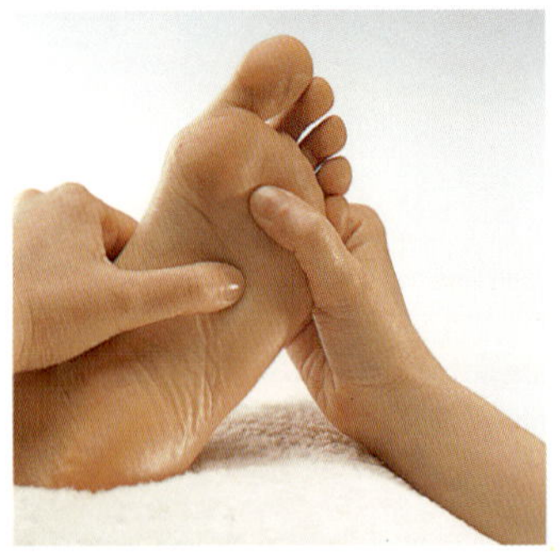

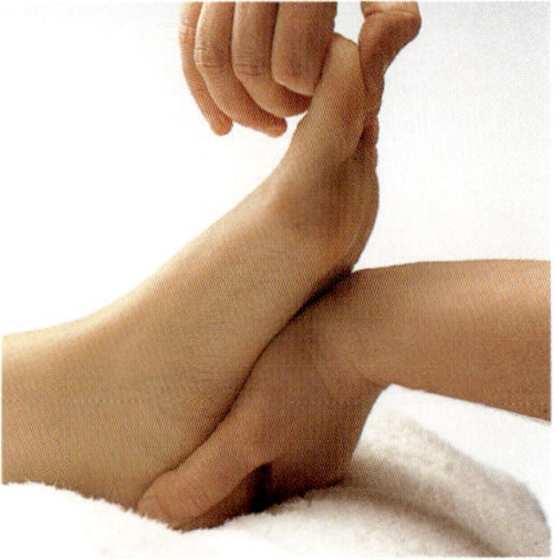

3 발등에는 힘줄과 힘줄 사이의 움푹한 곳이 있다. 엄지손가락으로 움푹한 이 네 곳을 발가락 쪽에서 발의 중간까지 지압한다.

4 양손으로 발목뼈 주위에 작은 원을 그린다. 이것은 부기를 빼주고 이완시키는 마사지이다.

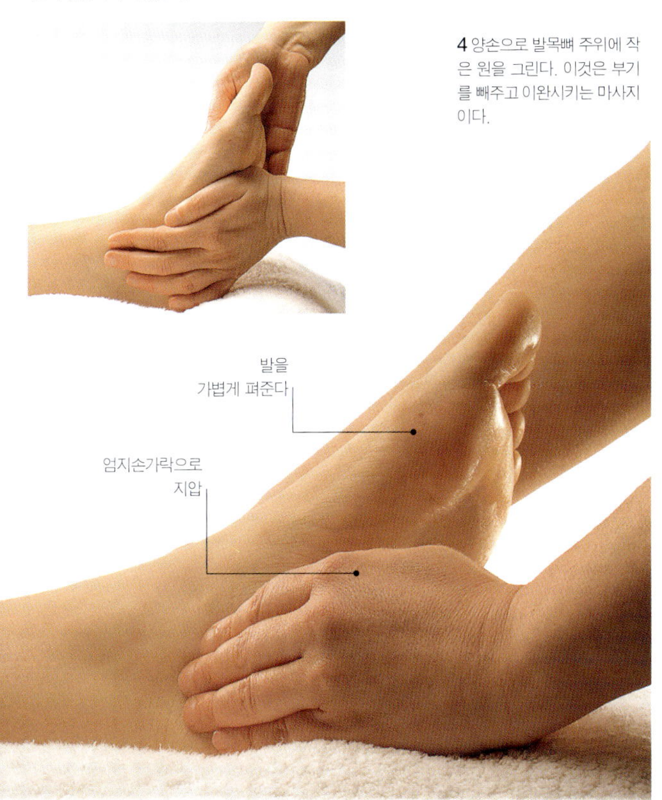

사례 연구 : 혈액순환 불량

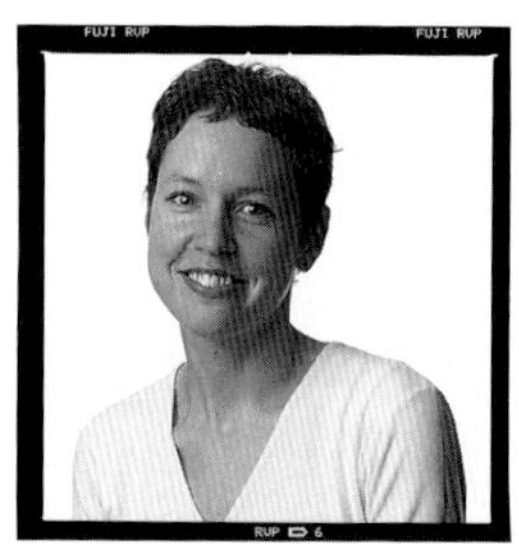

생활 방식

재닛은 치료받는 것과 동시에 생활
방식을 재고해야 할 필요가 있다.

상담 내용

재닛은 발이 차서 고민하다가 치료를
받으러 왔다. 그때는 1년 중에서 가
장 더운 계절이었으므로 그 증상이 기후와
는 관계가 없었다. 그녀 자신도 여름에 그
렇게 발이 차다는 사실에 놀라고 있었다.
재닛에게는 저혈압 병력이 있었으며, 그것
이 발의 냉기와 관계가 있다고 생각할 수
있었다. 또한 재닛은 무기력해하는 경우가
많고 활력이 별로 없었다. 회사에 나가서는
하루 종일 앉아서 일을 했고, 저녁에 집에
돌아와서는 남편과 두 아이를 돌보느라 운
동할 시간이 전혀 없었다. 그녀는 휴가를
앞두고 기력을 회복하고 싶어 했다.

치료

에센셜 오일을 사용하여 마사지를 하면 혈
액순환을 촉진할 수 있지만, 장기적으로 보
아 집에서도 어떤 대책을 세울 필요가 있다
고 아로마테라피스트가 설명했다. 마사지
에는 스위트 아몬드 오일 20밀리리터(4작
은술)에 레몬그라스 2방울, 블랙 페퍼 5방
울, 진저 3방울을 더한 상쾌하고 따뜻하며
자극을 주는 혼합제를 선택했다.
이 혼합제로 주무르기, 두드리기, 압박법
등으로 손발에 특히 주의를 기울이며 전신
을 마사지했다. 치료 중에 보온기를 사용하

여 발을 덥게 했다. 그러자 재닛은 깊이 이완되어 잠이 들었다.

자가치료

같은 혼합제 40밀리리터(8작은술)를 만들어 다음과 같이 매일 아침 사용하라고 권고했다. 먼저 스킨 브러시를 사용하여 건조한 발에 자극을 주어 혈액순환을 촉진할 필요가 있다. 그런 다음에 뜨거운 물로 샤워를 하고, 작은술 반 분량의 혼합제로 다리 아래쪽과 발을 마사지한다.

먹는 음식에는 신선한 진저나 고추 등 몸을 따뜻하게 하는 재료를 포함하고, 매일 20분씩 산책을 하게 했다.

치료 기간

재닛의 혈액순환을 촉진하려면 일주일에 5회 90분씩 치료하고, 집에서 마사지와 운동을 1개월간 계속하는 것이 바람직하다.

주요 에센셜 오일
블랙 페퍼는 강력한 혈액순환 촉진 작용을 하는 에센셜 오일이다.

다리 마사지 : 풀어주기

발 마사지가 끝나면 다리 마사지를 시작한다. 다리 마사지는 피로, 고통, 아픔을 완화하는 데 도움이 된다. 다리를 마사지할 때는 혈액순환을 촉진하기 위해 항상 심장을 향해 위쪽으로 압력을 주고 다시 미끄러지듯이 원래 자리로 돌아온다. 상처나 정맥류에 주의하고 그 부분은 피해 마사지 한다. 다리에 털이 많은 남성에게 마사지할 때는 손에 혼합제를 충분히 발라, 통증을 느끼지 않게 해야 한다.

1 양손을 사용하여 발목에서부터 마사지를 시작한다. 위쪽으로 향해 허벅지까지 마사지하고, 다시 미끄러지듯이 아래로 내려온다. 이것을 네 번 반복한다.

2 다른 한 손으로 다리를 받치고, 반대편 손바닥 아랫부분으로 정강이 근육을 누른다.

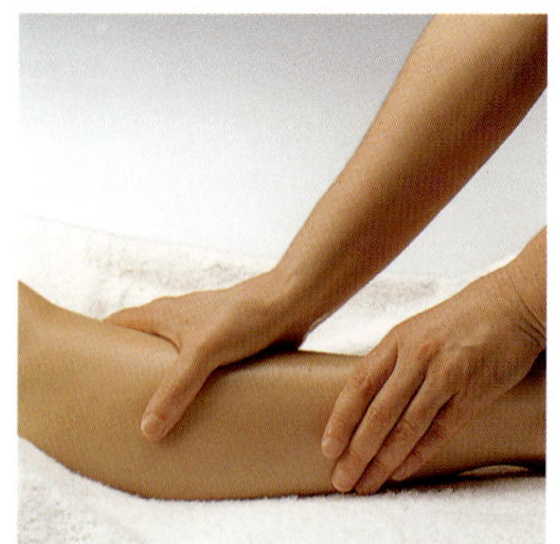

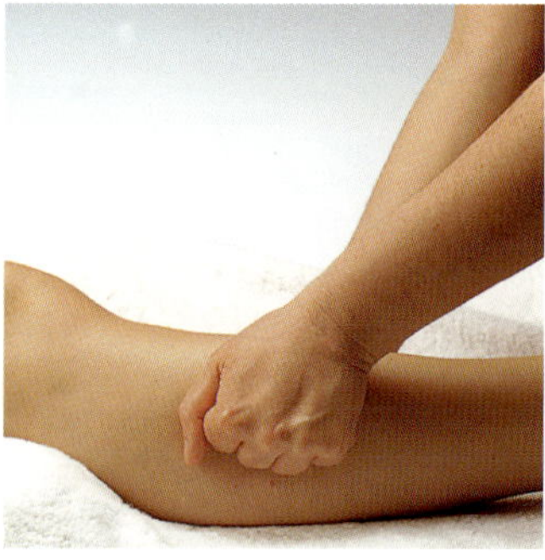

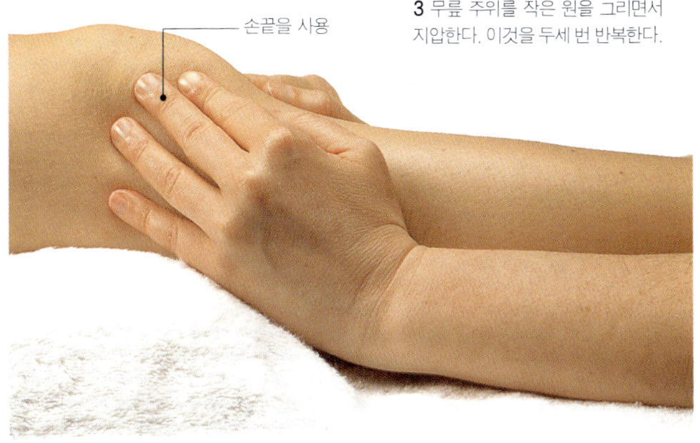

3 무릎 주위를 작은 원을 그리면서 지압한다. 이것을 두세 번 반복한다.

4 다리 옆쪽으로 가서 허벅지 상부를 조금씩 옆으로 어긋나게 주무른다.

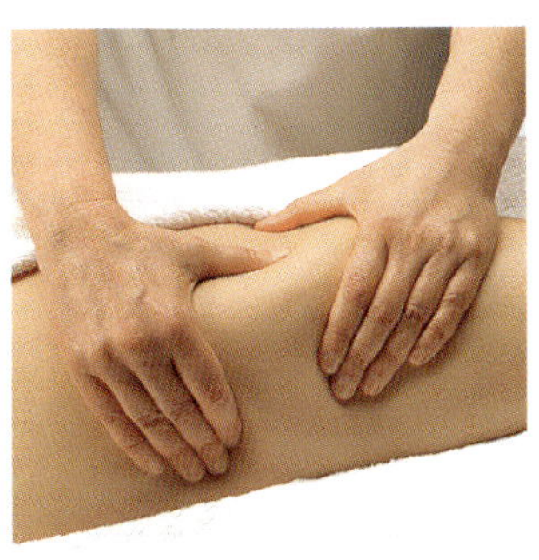

5 열십자 방향으로 허벅지 근육을 확실히 주무른다. 이것을 네 번 반복한다.

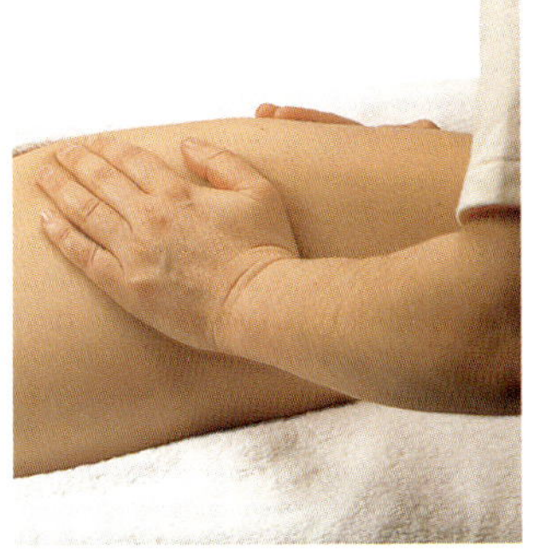

다리 마사지의 효과와 기법

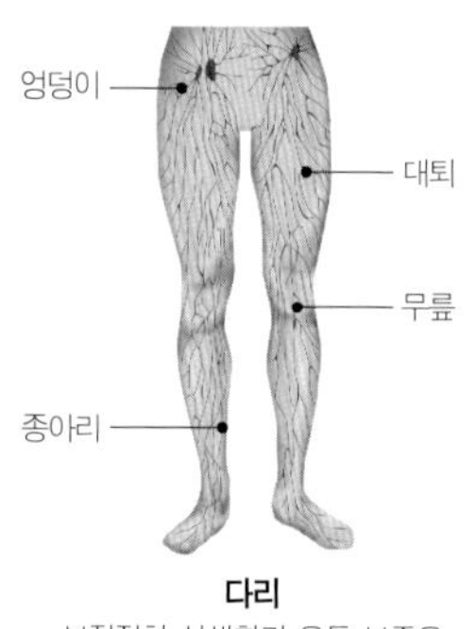

다리

부적절한 식생활과 운동 부족은
다리에 영향을 미친다.

다리는 생활 습관의 영향이 그대로 나타나기 쉬운 부분이다. 너무 앉아만 있다거나 운동이 부족한 경우, 또한 음식에 들어 있는 고농도의 독소에 의해 허벅지의 지방 조직에 체액이 모이거나 종아리에 체액 정체가 일어난다.

수분과 해로운 물질이 피하지방에 축적되어 피부가 '오렌지 껍질' 같이 되는(셀룰라이트) 이 증상은 몸의 외부적인 처치만으로는 완전히 치료할 수 없다. 흔히 잊기 쉬운 것인데, 몸의 내부 정화가 매우 중요하다.

건강한 식생활

아로마테라피는 전인적 치료법으로 에센셜 오일과 마사지로 시술하는데, 거기에는 건강에 영향을 미치는 생활 습관을 개선하기 위한 진단도 병행한다. 염분이나 카페인 섭취를 줄이고, 담배나 인스턴트 식품을 끊어야 한다. 자연식품, 생수, 당근이나 샐러리로 만든 신선한 주스의 섭취가 다리의 지방 조직이나 부종 치료에 매우 중요하다.

림프액 배출 촉진

전문 아로마테라피스트는 림프액 배출을 촉진하는 특별한 마사지를 한다. 이 책에서 소개하고 있듯이, 심장을 향해 위쪽으로 압력을 주면 도움이 된다. 체액 정체와 셀룰라이트에 효과 있는 에센셜 오일은 주니퍼, 레몬, 페널이며, 캐리어 오일 20밀리리터

"

(4작은술)에 각각 3방울을 혼합하여 매일 다리를 마사지하면 좋다. 또 일주일에 두 번 엡섬 소금(Epsom salt) 1컵을 욕조에 넣어 목욕하면 혈액순환과 배출이 촉진된다. 샤워 전에 다리를 브러싱하면 좋고, 해독 작용을 하는 혼합제로 마사지하면 효과가 있다.

마사지의 기법

다리를 마사지할 때 종아리나 무릎에는 너무 세게 압력을 주지 않으며, 가벼우면서도 확실하게 압력을 주는 것이 좋다. 부어 있는 부분은 에센셜 오일 혼합제로 부드럽게 쓰다듬어주며, 강하게 누르지 않는다. 비정상적인 부종은 반드시 의사의 진료를 받아야 한다. 마사지 후에 다리를 올리고 잠시 쉬는 것이 좋다.

주요 에센셜 오일

페널은 소독과 해독 작용이 뛰어난 에센셜 오일이다.

다리 마사지 : 압박하기

이 마사지에서는 무릎을 굽혀 세우고 발은 소파나 바닥에 평평하게 놓고 시술한다. 필요하면 발등에 앉아 무릎이 좌우로 흔들리지 않도록 한다. 그런 다음 천천히 주물러주고 다리를 다시 바닥에 펴게 한다. 마지막으로 부드러운 마사지로 마무리하고, 반대편 다리에 동일한 과정을 반복한다.

1 무릎을 굽히고 종아리 근육을 확실하게 주무른다. 손을 컵처럼 모아 종아리를 가볍게 쳐서 혈액 순환을 촉진한다.

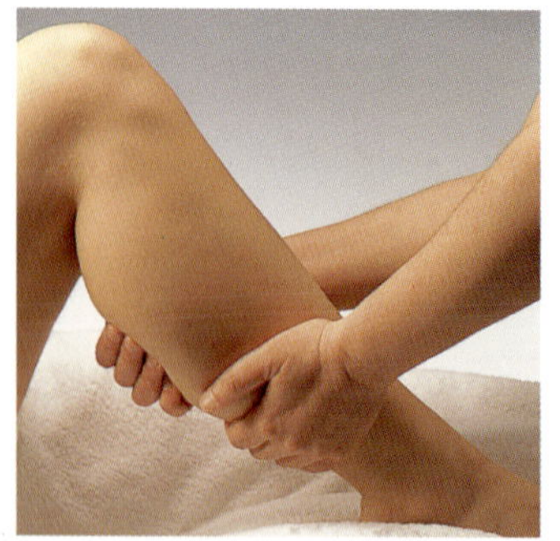

2 주먹을 가볍게 쥐고, 손가락 관절로 허벅지 아래를 작은 원을 많이 그리면서 마사지한다. 그러고 나서 다리를 바닥에 다시 펴게 한다.

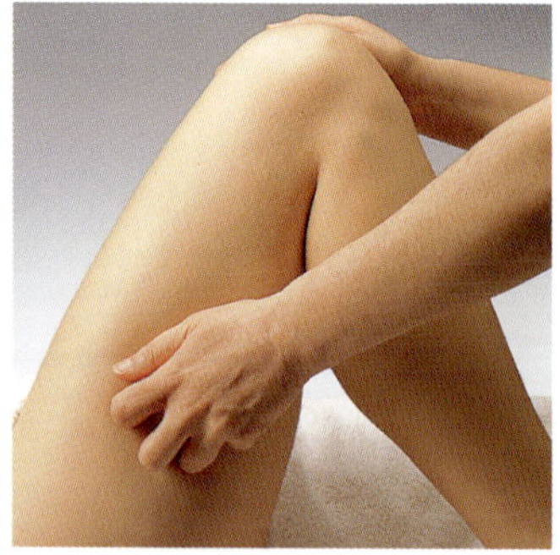

3 발목부터 시작하여 위쪽으로 다리 전체를 마사지하며, 압력과 속도를 조금씩 올려간다. 이것을 5~6회 반복한다.

4 발목부터 시작하여 위쪽으로 다리 전체를 양손을 교대로 해 가볍게 치고 발목 쪽으로 미끄러지게 한다. 이것을 두 번 반복한다.

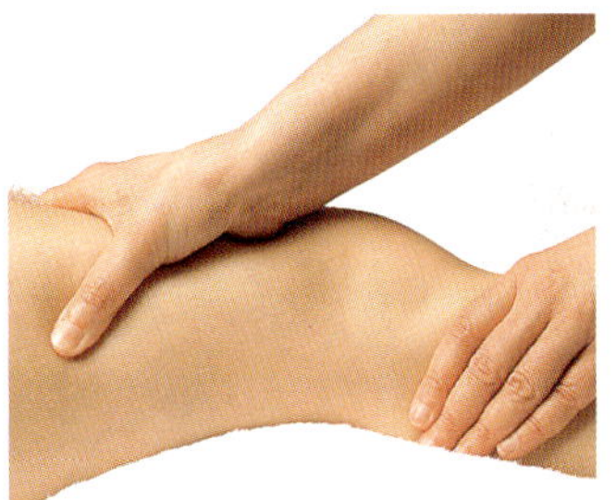

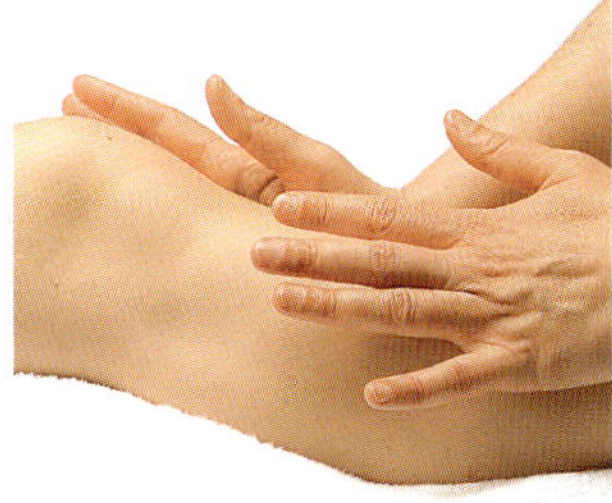

5 마지막으로, 한 손이 다른 손을 따라 발목을 향하여 미끄러지게 하여 다리 전체를 진정시킨다.

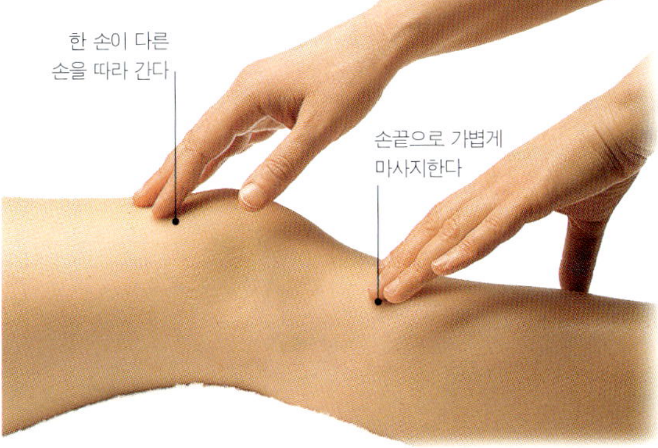

한 손이 다른
손을 따라 간다

손끝으로 가볍게
마사지한다

사례 연구 :
다리 통증과 부어오름

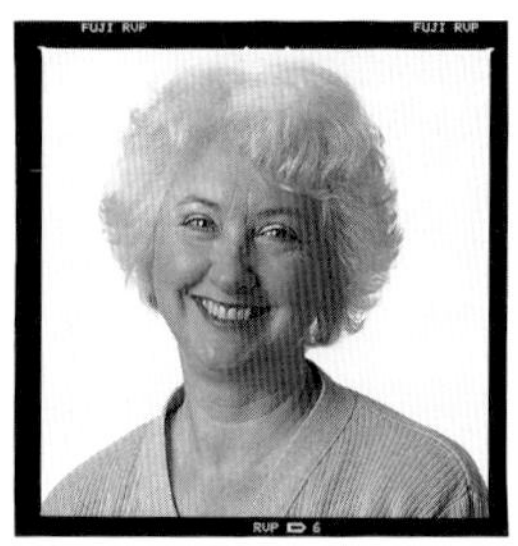

주저함
시술받기를 주저하던 존슨 부인은
곧바로 시술에 적응해 나갔다.

상담 내용

存슨 부인은 같은 나이의 다른 사람과 비교하여 전반적으로 건강하고, 가능하면 많이 걸으려고 노력하고 있으나, 겨울만 되면 그만 엉덩이가 무거워져 버린다. 존슨 부인은 다리의 통증과 발목이 부어오르는 것을 가라앉히려고 아로마테라피 시술을 받으러 왔다. 집에만 있으면서 몸을 움직이지 않으면 그 증상이 특히 심해진다고 했다. 존슨 부인은 딸네 식구들과 같이 살고 있었는데, 가끔 그 생활에 스트레스를 받았다. 지금까지 마사지를 받았던 적이 없으며, 마사지를 받는다는 것에 무척 신경이 쓰여서 다리만 집중적으로 치료해 주기를 바랐다.

치료

시술자는 먼저 어떤 시술이 필요한지 설명했다. 그녀의 뜻을 존중하여 항상 타월로 몸을 가리기로 했다. 또 처음 시술에서는 문제가 있는 부분만 시술하고, 다른 부분은 조금씩 익숙해져 가면 하는 것이 좋겠다고 동의했다.

시술자는 다리를 관찰하고 주치의와 이 증상에 대해 상의했는지 물었다. 그러자 의사와도 상의했는데, 의사는 나이 탓이라는 설명만 했다고 했다. 발목이 부어 있었고, 발은 차고 창백했다. 그녀는 다리의 통증이 멈추지를 않는다고 호소했다.

시술자는 다리의 통증을 가라앉히기 위해 베티버 2방울, 진통제로 그녀가 좋아하는 라벤더 4방울, 그리고 체액을 배출하는 레몬 4방울을 캐리어 오일 20밀리리터(4작은술)에 혼합했다.

이 오일로 발과 다리의 아래쪽을 천천히 부드럽게 마사지하자 존슨 부인은 기분이 좋다고 했다. 마지막으로 다리를 감싸 따뜻하게 했다.

자가치료

동일한 에센셜 오일 혼합제로 매일 10분씩 딸에게 간단한 발 마사지를 받도록 권하고, 하루에 몇 번씩 다리를 높여주라고 알려주었다. 또 매일 짧은 산책도 효과가 있다고 했다.

치료 기간

실제 효과를 보기까지는, 일주일에 다섯 번 정도 30분씩 치료받는 것이 좋다.

주요 에센셜 오일

진저는 통증이 있는 근육을 따뜻하게 하고 진정시키는 에센셜 오일이다.

손 마사지 : 손바닥

손 마사지는 매일 수많은 반복 운동을 해야 하는 손에 매우 효과적인 시술법이다. 다음의 마사지는 손의 뼈와 근육을 펴주고 부드럽게 한다. 가족이나 친구에게 마사지를 해줄 때 그들의 손이 매우 차가운 경우, 마사지를 시작하기 전에 손을 비벼주면 좋다. 우리는 평상시에 주로 손을 구부려 움직이는 경향이 있는데, 손바닥을 지압해 주면 뼈가 쭉 펴지고, 손바닥 전체의 혈액순환이 좋아진다. 손 마사지는 자기 스스로 할 수도 있다.

1 시술받는 상대방을 마주보고, 손목을 잘 받쳐준다. 손등을 손가락 끝에서부터 손목에 걸쳐 마사지하고, 다시 손가락 끝으로 미끄러져 돌아온다. 이것을 4~5회 반복한다.

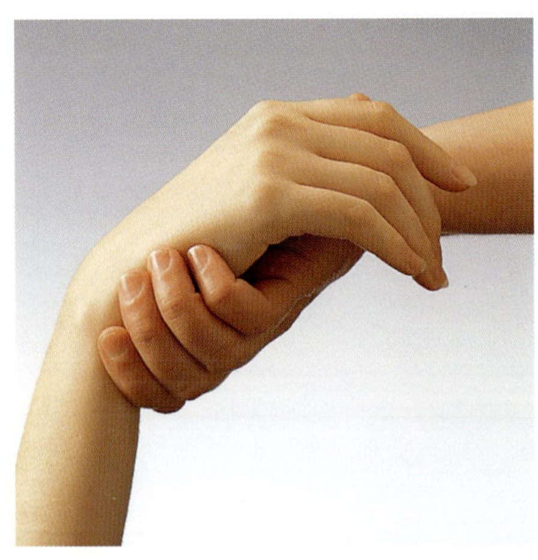

2 손바닥의 안쪽으로 작은 원을 그리면서 상대방
의 손바닥을 여러 번 누른다.

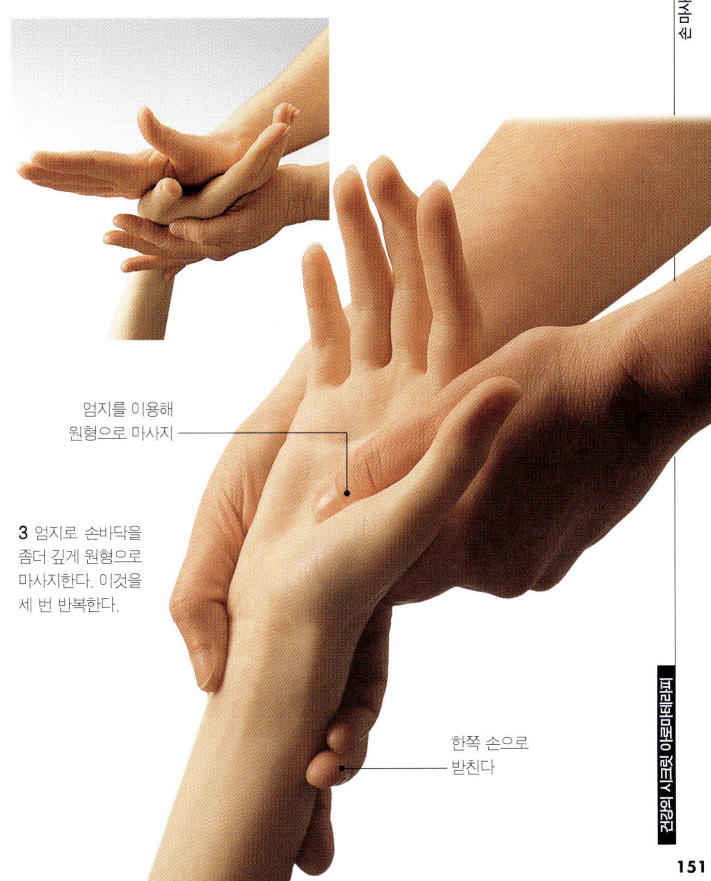

3 엄지로 손바닥을
좀더 깊게 원형으로
마사지한다. 이것을
세 번 반복한다.

손 마사지 : 가볍게 만지기

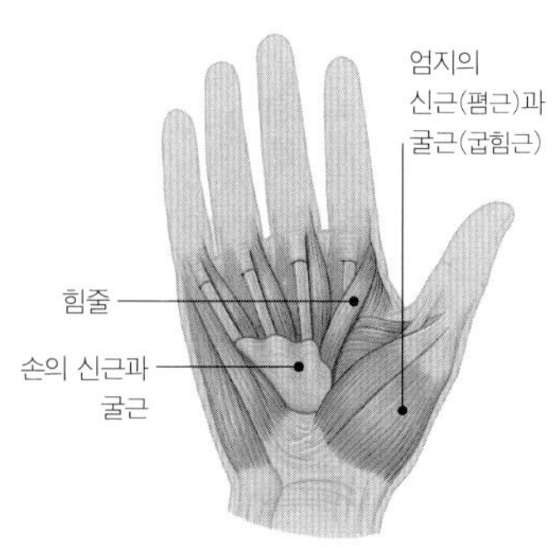

손동작
근육과 인대는 손을
굽히고 잡을 수 있게 한다.

우리 몸에 있는 수천 개의 신경종말은 뇌의 많은 부위와 연결되어 매일 셀 수 없이 많은 감각 정보를 보내고 있다. 어떤 물건을 만졌을 때 신경이 어떻게 뇌에 그 정보를 보내는지 상상해 보자. 어떻게 해서 많은 감촉을 느낄 수 있는지, 특별히 주의하지 않아도 손댄 것이 생물인지 아닌 지 어떻게 알 수 있는지 생각해 보자. 나뭇가지는 플라스틱과 어떻게 다른가. 또 감각은 감정과도 결합되어 있어, 예를 들어 주먹을 쥐거나 손을 펴서 감정을 나타낼 수 있다. 손에는 신경종말이 모여 있기 때문에 통증, 더위, 추위에 매우 민감하다.

에센셜 마사지

손 마사지는 손 건강에 좋을 뿐만 아니라 골관절염 등의 증상 완화에도 효과가 있다. 마사지로 혈액순환이 좋아지면 피부가 장밋빛이 되면서 손이 따뜻해진다. 부상을 입었거나 뭉치고 부은 부분은 세심하게 주위를 기울여 가볍게 만져주는 것이 중요하다. 캐리어 오일 20밀리리터(4작은술)에 혈액순환과 근육의 통증에 좋은 진저, 레몬그라스, 로즈메리를 각 3방울 더하면, 굳고 차가운 손가락의 움직임이 원활해질 수 있다.

손 마사지의 다양한 효과

손 마사지는 나이와 관계없이 누구나 받을 수 있다. 옷을 벗을 필요도 없고 마사지를 부담스러워하는 사람에게도 적합하다. 손을 만져주는 것은 순간적으로 스트레스와 불안을 완화해 주며, 이것은 거의 본능적인 반응이다.

나이 많은 친척을 방문하거나 아픈 사람을 병문안할 때 손 마사지를 해주면 효과적이다. 이 경우 상대방이나 자신이 모두 기분 좋아진다. 접촉은 마법 같은 힘이 있으며, 어떤 말을 해야 할지 모를 때 의사소통을 도와주기도 한다.

주요 에센셜 오일

향기가 달콤한 **오렌지**는 손 마사지에 좋은 에센셜 오일이다.

손 마사지 : 손가락과 손등

이 마사지에서는 손가락과 손등에 집중한다. 이 부분을 가볍게 펴주면 혈액순환이 좋아져 손가락이 따뜻해진다. 마사지할 때 상대방의 손목을 잘 받쳐주는 것을 명심한다. 한쪽 손을 모두 마사지한 후에 반대편 손에도 동일하게 반복한다. 이것은 혼자서도 할 수 있는 마사지이다.

1 손바닥을 아래로 향하게 하여, 새끼손가락부터 엄지까지 차례로 꽉 누르고 주무른다. 각 손가락을 가볍게 당겨 마무리한다.

2 손등의 힘줄 사이에 있는 네 개의 움푹한 곳을 손목 쪽으로 지압한다. 엄지와 집게손가락 사이도 잊지 않는다.

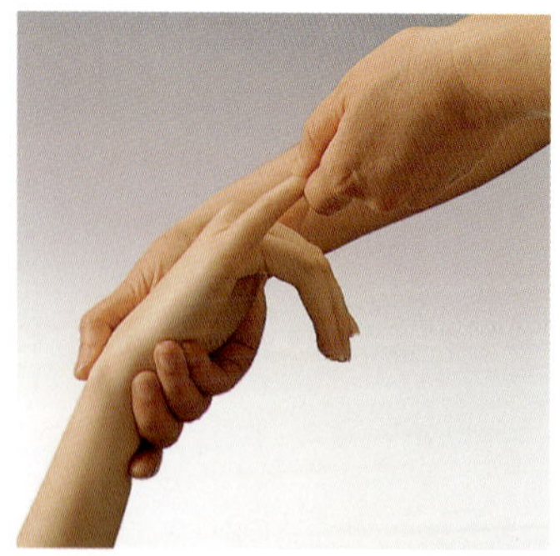

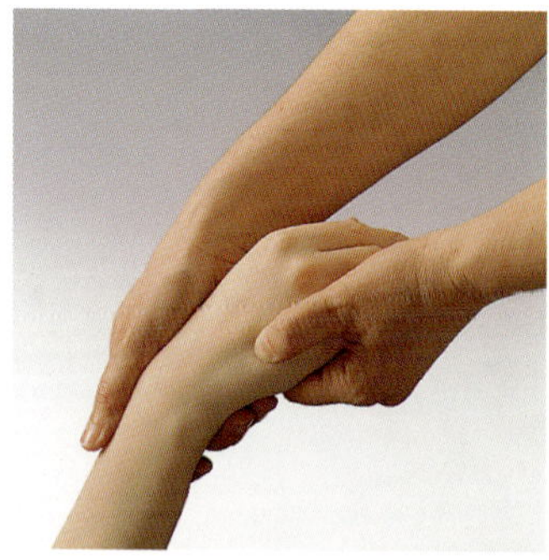

3 한 손으로 손목을 잘 받치고, 다른 손의 손가락을 시술받는 상대방 손가락 사이에 끼워 양 방향으로 회전시킨다. 상대방의 손가락을 약간 펴주면서 손을 놓는다.

4 손등을 손가락 끝에서부터 손목까지 몇 번 쓰다듬고 천천히 손가락 쪽으로 미끄러진다.

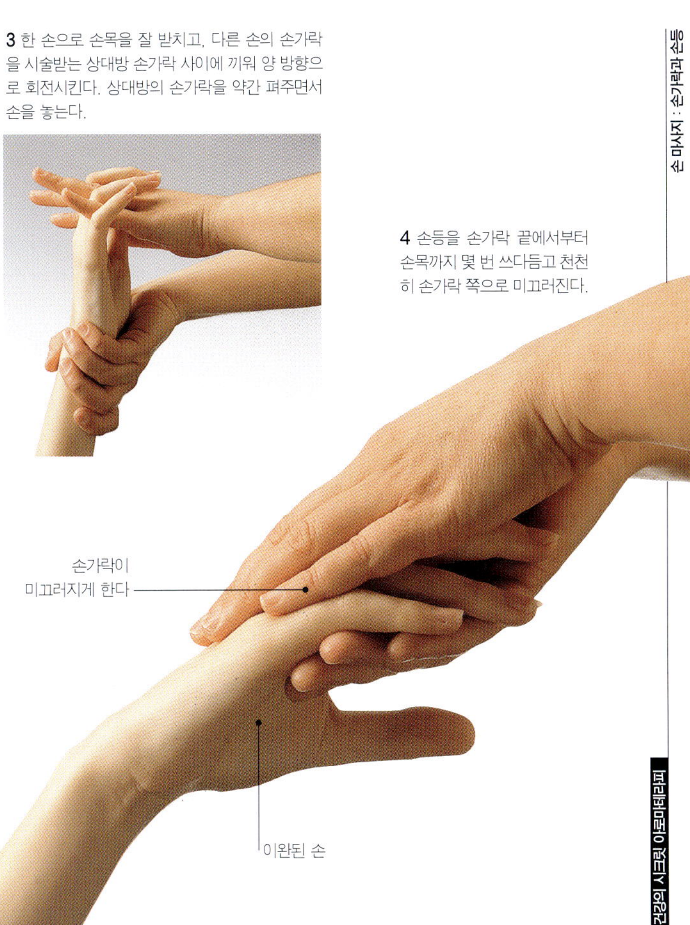

사례 연구 : 손목과 손가락 통증

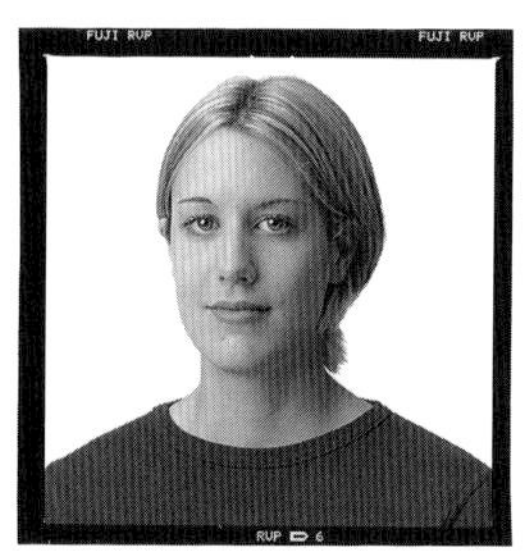

전인적 치료

샐리는 손에 문제가 있었으나
전인적 치료를 받아 상태가 호전되었다.

상담 내용

샐리는 손의 증상을 낫게 하기 위해 아로마테라피 치료를 받으러 왔다. 그녀는 오랫동안 회사 사장의 개인 비서로 일해 왔다. 컴퓨터를 사용하여 장시간 일하다 보니, 손목, 손가락 관절, 엄지 주위에 통증이 생겼다. 샐리는 그것이 오랫동안 같은 관절을 계속 움직여 생긴 반복사용긴장성손상증후군(RSI)이라고 생각했다. 직장에서 자주 있는 일이지만, 스트레스가 생기면 증상이 심해졌다. 또 두통과 어깨 위쪽 목의 통증으로도 고통 받고 있어 이를 완화하기 위해 물리치료를 받고 있었다.

치료

아로마 마사지는 물리치료와 함께 병행 효과를 낼 수 있는 치료법이다. 아로마테라피스트는 그녀가 아로마테라피를 받고 있다는 것을 물리치료사에게 알리라고 권고했다. 또한 샐리의 손은 붓지 않았지만 매우 굳어 있었으므로, 진통과 혈액순환 촉진 작용을 하는 오일을 사용하려고 생각했다. 캐리어 오일 20밀리리터(4작은술)에 라벤더, 네롤리, 프랑킨센스를 각각 3방울 더해 스트레스 해소 효과가 있는 혼합제를 만들어 전신 마사지를 계획했다. 또 손 마사지용으로, 베이스 로션 20밀리리터(4작은술)에 라벤더, 진저, 레몬그라스를 각각 3방울 더한 특별한 혼합제를 만들었다.

자가치료

치료 기간에 손에 썼던 혼합제로 하루에 두 번, 아침저녁으로 손을 마사지하도록 했다. 또 컴퓨터 의자의 높이를 조절하여 눈과 목에 부담을 주지 않도록 조치했다. 이것도 두통의 원인이 될 수 있기 때문이다. 더욱이 직장 컴퓨터에 팔목 지지대나 인체공학적으로 설계된 키보드를 사용하는 것도 고려해 봄직하다.

치료 기간

물리치료를 끝낼 때까지 아로마테라피를 4~6회 받는다. 또한 가볍게 손가락 펴주기 운동과 규칙적인 셀프 마사지로 치료 효과를 지속시킨다.

주요 에센셜 오일

레몬그라스는 혈액순환 촉진 작용을 하는 상쾌한 에센셜 오일이다.

팔 마사지 : 팔뚝

우리는 하루 종일 대부분의 활동에 팔을 사용하기 때문에 팔을 마사지하고 돌보는 것은 매우 중요하다. 낮 동안 물건을 들어 올리거나 옮기고 손을 뻗고 지내다가 긴 하루가 끝나가면 팔은 지치고 긴장 상태가 된다. 이것은 마사지로 풀어줄 수 있다. 이 마사지는 서두르지 않고 천천히 주의 깊게 하는 것이 중요하다. 팔의 위치를 바꿀 때는 부드럽게 움직이며, 항상 다른 한쪽 손으로 받쳐주며 마사지한다.

1 상대방을 바로 눕게 하여 한 손으로 팔을 받친다. 다른 손으로는 팔 전체를 어깨까지 확실하게 눌러주고 미끄러지듯 원위치로 돌아온다. 이것을 네 번 반복한다.

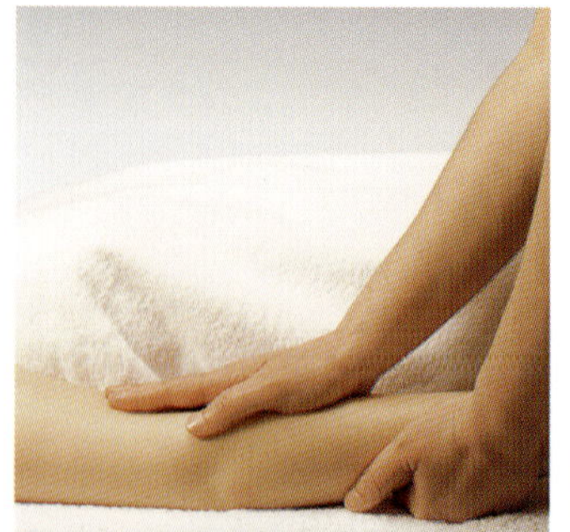

2 한 손으로 팔꿈치를 받치고, 반대편 손의 손가락으로 팔뚝 근육을 제대로 주무른다.

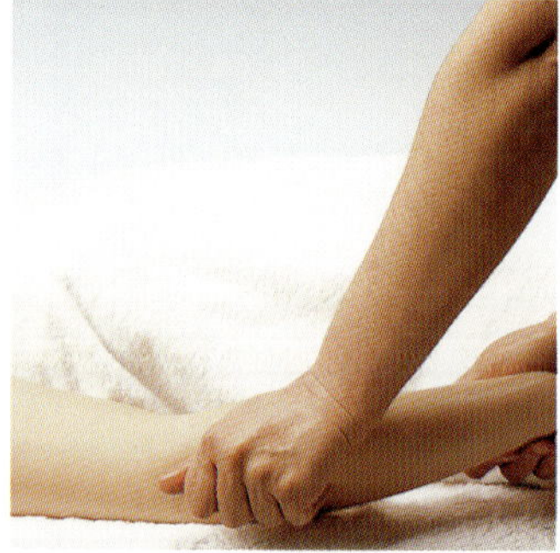

3 팔꿈치에서 팔을 수직으로 세우고 손목을 한 손
으로 잡고 다른 손으로 팔뚝을 천천히 주물러 부기
를 뺀다. 이것을 세 번 반복한다.

4 팔꿈치를 들어 올려 팔뚝을 가슴 앞에
두고, 작은 원을 그리면서 팔꿈치를 지압
한다. 건조한 부분에는 에센셜 오일 혼합
제를 잘 바른다.

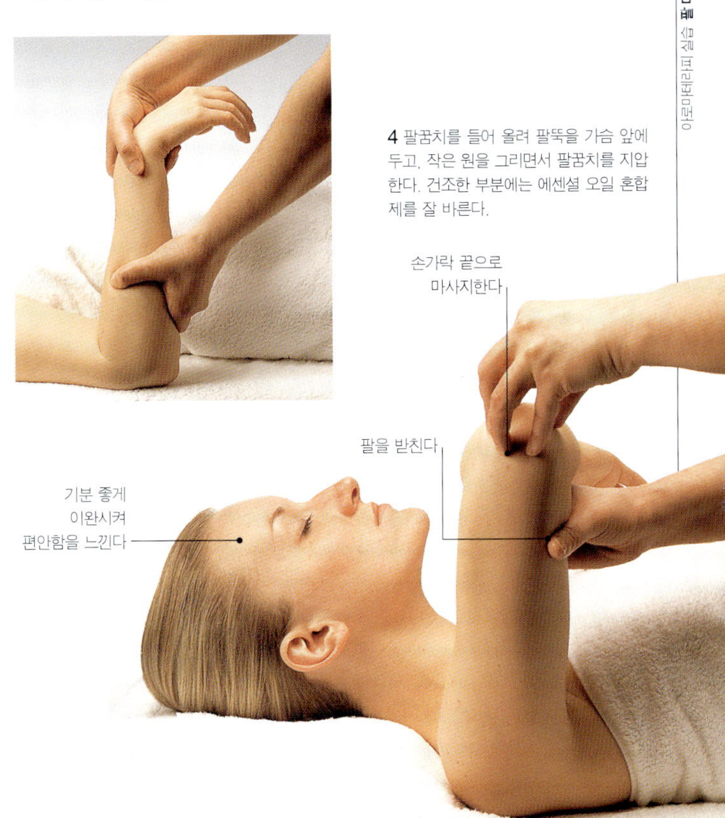

팔 마사지 : 우아하고 유연하게 만들기

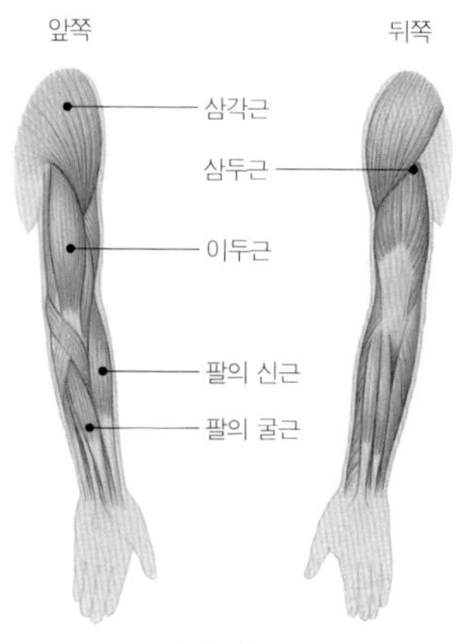

팔의 구조
팔에는 놀랄 만한 기동성이 있다.

발레리나가 팔을 머리 위로 올리고 발 끝으로 도는 모습은 매우 아름답다. 팔 구조는 발과 매우 비슷하다. 팔꿈치는 팔에 유연성을 주고, 근육은 몸 주위로 다양한 운동이 가능하게 배치되어 있다. 누구나 근육질 팔을 가지고 있지는 않지만, 굽히고 비틀며 늘이고 구부리면서 놀랄 만한 힘을 발휘한다.

팔의 치료

아로마테라피 마사지는 팔의 피로, 근육 긴장, 손상 등 다양한 문제 치료에 매우 도움이 된다.

마사지용 혼합제에는 진통, 항염증, 경련 진정 작용을 하는 오일을 사용하면 좋다. 예를 들어, 베티버와 스위트 마요라나는 경련성 통증을 치유하며, 라벤더는 고통이나 쓰라림을 완화한다. 이러한 오일 각 3방울을 캐리어 오일 10밀리리터(2작은술)에 넣은 혼합제로 아프거나 손상이 있는 부분을 마사지한다. 근육이 늘어난 경우에는 먼저 아이스 팩으로 20분긴 차게 하고, 로먼 캐모마일과 페퍼민트 각 2방울로 냉찜질하여 아픔을 완화한다.

테니스나 과도한 일로 인해 팔꿈치가 아프

면 페퍼민트, 로먼 캐모마일, 라벤더 등 진
통 작용을 하는 오일 각각 3방울을 캐리어
오일 10밀리리터(2작은술)에 넣은 혼합제
로 하루에 두 번 환부를 마사지하면 좋다.

마사지로 치유한다

자기 스스로 마사지하여 아픔을 완화할 수
도 있으나, 이런 경우에는 전문가의 시술을
받는 것이 좋다. 치료의 열쇠가 되는 근육
을 찾아내기가 쉽지 않기 때문이다. 다음에
소개하는 팔 마사지는 배우자가 해주면 좋
다. 특히, 스포츠, 정원 일, 또는 무거운 것
을 들어 올리거나 집수리를 하고 근육이
경직되어 목 근처까지 퍼질 때 시술하면
좋다.

주요 에센셜 오일

스위트 마요라나는 근육의 통증과 경직을 완화
하는 에센셜 오일이다.

팔 마사지 : 위팔

팔뚝을 주물러 부기를 뺀 다음(158~159쪽 참조) 위팔 마사지를 시작한다. 위팔 마사지는 근육의 상태에 따라 기법을 다르게 한다. 예를 들어, 주무르기에서는 두 손 또는 한 손을 사용한다. 마사지가 끝나면 팔을 감싸주고, 다른 쪽 팔을 마찬가지로 마사지한다.

1 한 손으로 팔꿈치를 받치고 반대편 손으로 어깨 주위를 원형으로 마사지한다. 이것을 4~5회 반복한다.

2 한 손 또는 양손으로 위팔을 주무르며, 특히 삼각근과 이두근을 염두에 둔다. 이것을 몇 분간 계속한다.

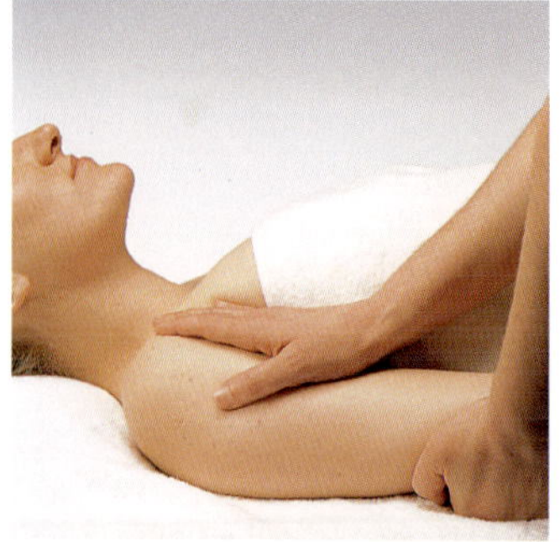

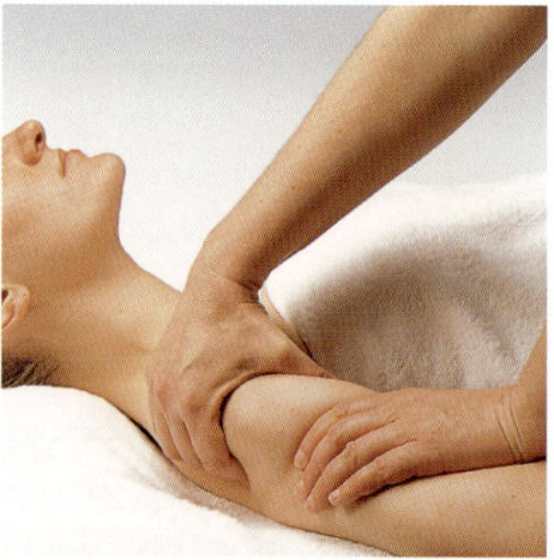

3 손가락에서부터 어깨를 향해 팔 전체를 마사지하며, 위로 올라갈수록 압력과 속도를 조금씩 높여 강하게 마사지한다. 이렇게 해서 팔 전체의 부기를 뺄 수 있다.

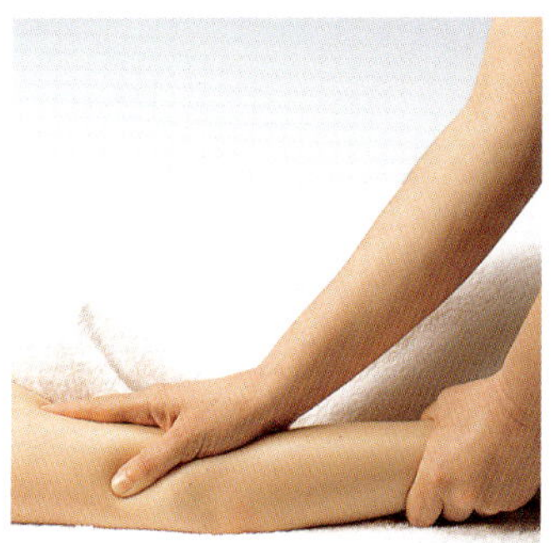

4 한쪽 손에 이어 다른 쪽 손을 시술받는 사람의 손가락 쪽으로 부드럽게 미끄러지듯 내리고 팔을 이완시켜 마사지를 끝낸다.

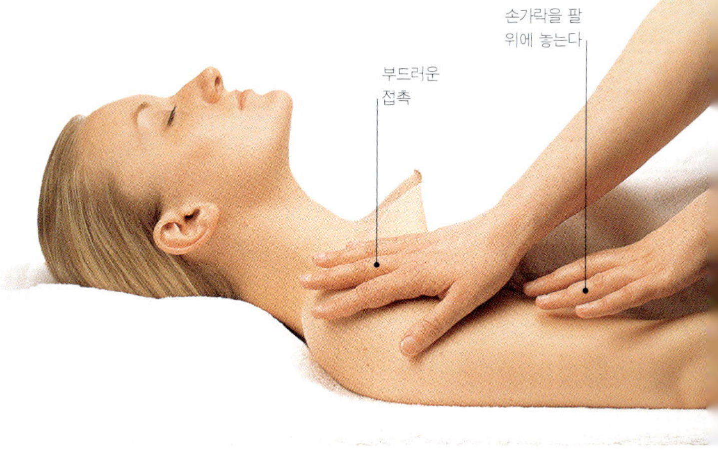

팔의 신체 언어

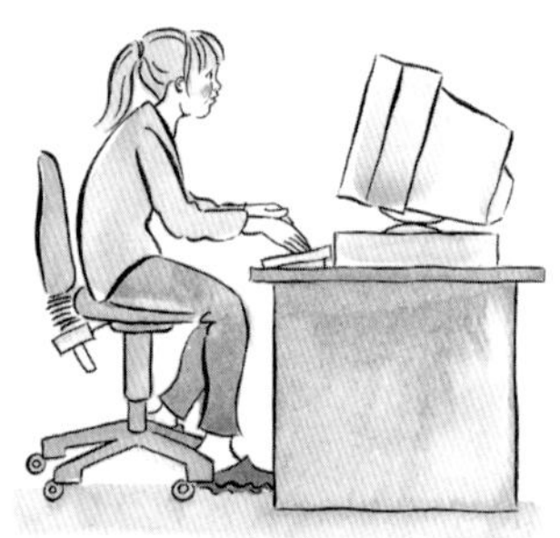

앞으로 구부린 자세
일에 집중하고 있으면
자세가 나빠지기 쉽다.

우리는 자신도 모르게 주위 상황이나 사람들에게 팔을 사용하여 반응한다. 예를 들어, 자신을 지키기 위해 팔을 오므리고, 친구를 환영하기 위해 양팔을 벌린다. 이렇게 팔의 신체 언어는 매우 흥미롭다. 주위 사람들이 팔을 어떻게 움직이고 사용하며 지시하는지 살펴보자. 팔은 삶에 대한 우리의 태도나 자신감과 깊이 관련되어 있다.

감정과 신체

아로마테라피와 같은 전인적 치료에서는 감정과 몸의 관계를 소홀히 하지 않는다. 실제로 신체 반응에는 감정이 그대로 나타난다. 아로마테라피 시술자가 팔을 이완시키는 것을 가장 어렵다고 느끼는 것은 매우 흥미로운 일이다. 팔은 계속 긴장해 굳어지고, 시술하기가 더 어렵게 된다. 이것은 그 사람이 얼마나 자제심이 강한지, 그리고 얼마나 치료가 필요한지를 나타낸다.

마사지를 해도 팔이 이완되지 않는 경우, 팔을 부드럽게 흔들어주면 효과적이다. 팔이 자주 굳어지면 마사지 효과를 믿을 수 없다는 표현일지도 모르며, 이때는 상대방의 팔을 잘 받쳐주는 것이 중요하다.

분노, 초조함, 억눌린 감정 등이 팔에 나타나는 경우가 자주 있다. 차량의 정체로 신경이 긴장되어 초조해하며 핸들을 손으로 두드리거나, 화가 나서 소리를 지르는 사람은 목이나 등의 통증 또는 편두통으로 고통 받는 경우가 많다. 이것은 모두 감정적인 초조함이 근육에 전해진 결과이다.

차내에서 하는 아로마테라피

운전 중의 좌석 위치도 목이나 등이 아픈 원인이 되는 경우가 있다. 팔이 경직된 상태로 핸들을 잡지 말고, 가능하면 이완시켜 편하게 잡는 것이 좋다. 또한 에센셜 오일의 차량용 증발기를 구입해 사용할 수 있다. 기분을 밝게 하는 레몬이나 로즈메리 등의 에센셜 오일을 휘발시켜 기분을 전환하고 주의력을 집중시킬 수 있다. 신호 대기 중에 스스로 어깨를 마사지하는 것도 효과가 있다. 또 에센셜 오일을 화장지에 떨어뜨려 대시보드 위에 놓아 자연스럽게 휘발시켜도 좋다.

주요 에센셜 오일

사이프러스는 피곤한 근육의 통증을 완화하는 에센셜 오일이다.

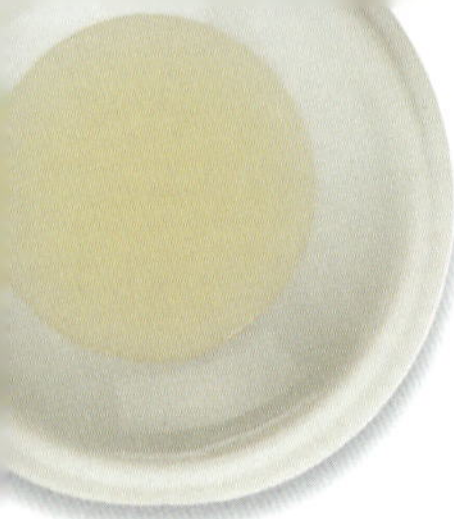

적절한 오일
배 마사지에는 진저와
같이 따뜻하게 해주고 위안을
주는 오일을 선택한다.

배 마사지의 시작

배는 마사지에 민감하기 때문에 신중하게 접근할 필요가 있다. 태양신경총은 늑골 아래에 있는 신경의 중추이며, 위경련을 일으키거나 불안이나 두려움을 느끼게 한다. 이것을 염두에 두고 부드럽게 다루어야 한다. 배 마사지는 흐르듯이 온화하고 부드럽게 하는 것이 좋다. 다음에 설명하는 초기 마사지는 월경통, 위경련, 변비 등에 효과적이다.

1 손가락을 위쪽으로 향하고 양손을 배꼽 아래에 둔다. 늑골로 향하여 천천히 마사지하고 바깥쪽으로 미끄러져 시작점으로 돌아온다. 이것을 네 번 반복한다.

2 한 손 위에 다른 손을 올려 상대방의 오른쪽 허리에서부터 늑골에 따라 마사지하여 왼쪽 허리까지 옮기고, 배꼽 아래와 등 쪽으로 원을 그린다. 이것을 몇 번 반복한다.

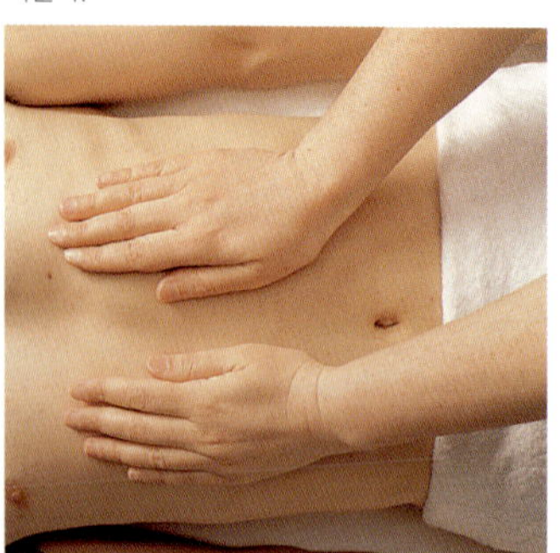

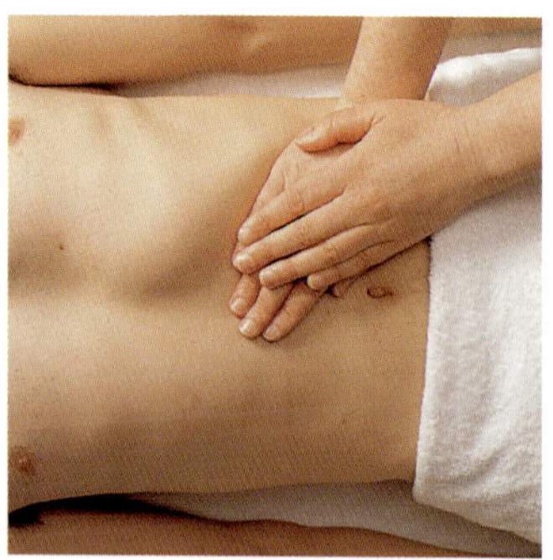

3 배를 오른쪽에서 왼쪽으로 주무른다.
이때 조심해서 피부를 잡아 올리고, 부드
럽고 느리지만 제대로 마사지한다. 마지
막으로 원형 마사지를 몇 번 한다.

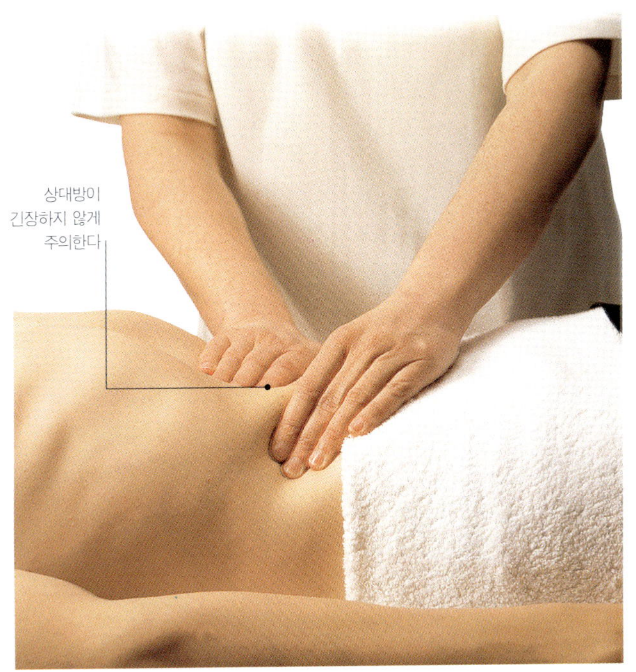

위장 질환에 효과적인 배 마사지

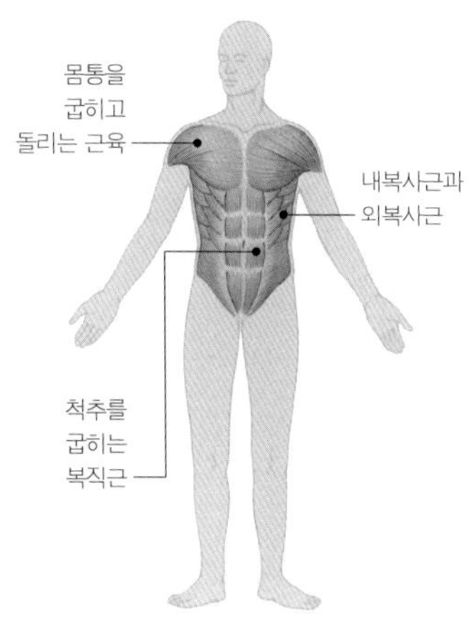

배의 안쪽
배의 근육은 여러 층으로 겹쳐 있다.

소화기 상태

위경련, 소화불량, 방귀, 변비 등 일반적인 위장 증상에 마사지가 도움이 된다. 예를 들어, 대장 위를 오른쪽 허리에서 왼쪽으로 원을 그리듯이 마사지해 주면 변비 해소에 도움이 된다. 전인적인 아로마테라피에서는 배의 치료 과정에서 바람직한 생활 습관이나 식사에 대해서도 권고한다.

감정과 소화 작용

소화기는 스트레스에 매우 민감하며, 쇼크나 정신적 충격 등에 대해 매우 예민하게 반응한다. 잠재적인 불안에는 네롤리를 사용한 치료가 효과적이다. 네롤리의 좋은 향기는 신경계에 부드럽게 작용하여 불안을 완화하고 마음을 깊이 이완시킨다. 위경련에도 효과가 있다.

캐리어 오일 작은술 하나에 네롤리를 3방울 넣어 배를 마사지하면 좋다. 이것은 3~10세 아이에게도 효과적인 치료법이다.

배의 피부와 근육 아래에 있는 소화기관은 항상 음식을 소화하여 영양분을 섭취하고 노폐물을 배출한다. 통증으로 무언가 잘못되었다고 느낄 때 말고는 우리가 소화기관을 의식하는 일은 거의 없다.

이때는 작은술 하나의 캐리어 오일에 네롤리 1방울을 넣는다. 배 마사지는 밤에 하는 것이 좋다. 소화기가 쉬고 이완되어 아침에 기분을 좋게 한다.

소화 강장

변비나 설사와 같은 소화 작용 저하에는 소화기 강장에 좋은 에센셜 오일을 사용하여 마사지하면 좋다. 캐리어 오일 15밀리리터에 페퍼민트 2방울, 레몬그라스 2방울, 진저 4방울을 넣어, 이 혼합제로 하루에 두 번 배를 마사지한다. 이때 통증을 완화하는 원형 마사지를 염두에 둔다. 치료 후에 더운물병을 배 위에 올려놓으면 좋으며, 이렇게 배를 따뜻하게 하면 안락함을 느낄 수 있다.

주요 에센셜 오일

진저는 위경련을 완화하고 따뜻하게 해주는 에센셜 오일이다.

배 마사지 : 조율하기

배 전체 마사지를 계속한다. 다음의 마사지는 리드미컬한 움직임으로 소화기를 부드럽게 조율한다. 일정한 리듬으로 매끄럽게 손을 움직여, 마사지 전체가 연속성을 갖게 한다. 배 마사지를 능숙하게 하면 자양·이완 효과가 크다. 이런 마사지를 받으면 시술받는 사람이 긴장이 풀리면서 심신이 느긋해져 잠드는 경우가 있다.

1 배 옆의 한쪽에서 반대쪽으로 손을 움직여 양손으로 8자 모양을 그린다. 이것을 몇 번 반복한다. 이 동작은 배를 따뜻하게 한다.

2 좀더 깊은 자극을 주기 위해서, 양손을 열십자 모양을 만들어 팔과 손으로 배의 근육을 집어 올린다.

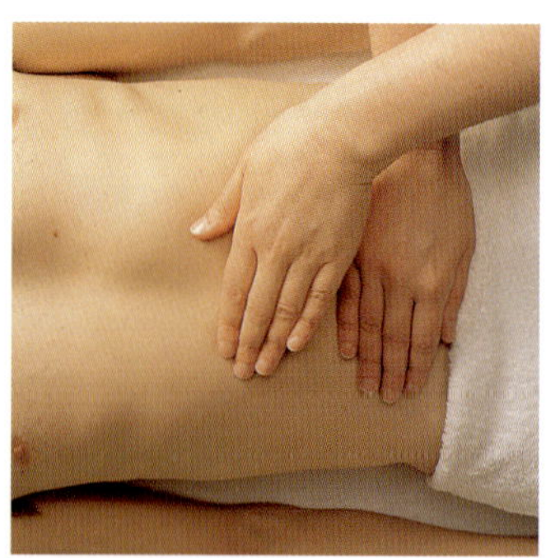

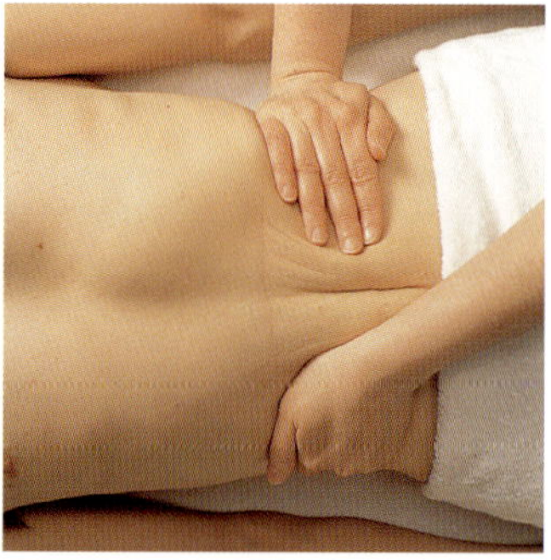

3 양손을 배꼽 위에 둔다. 손을 늦추지 않으면서, 손가락과 손바닥 끝으로 천천히 부드럽게 교대로 눌러 배를 흔든다.

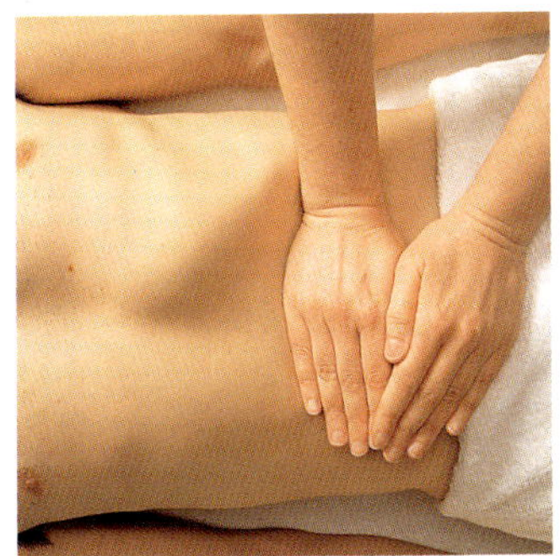

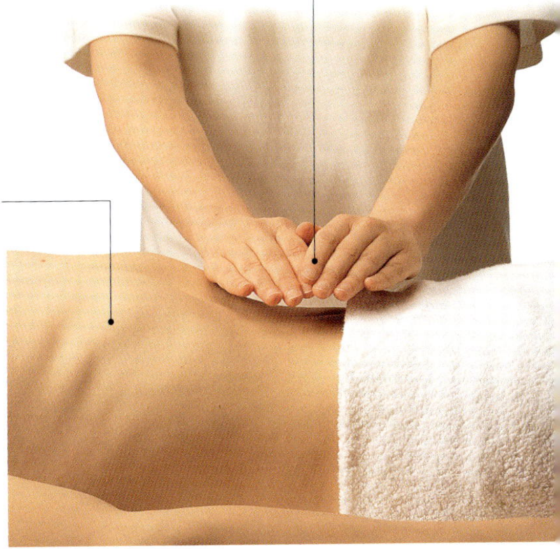

손을 천천히 뗀다

이완된 근육

4 양손을 컵 모양으로 모아 배꼽 위에 놓고 따뜻한 공기가 모이면 천천히 손을 들어 올린다. 이것은 상대방에게 경쾌하고 평화로운 느낌을 준다.

월경·임신·분만 시의 마사지

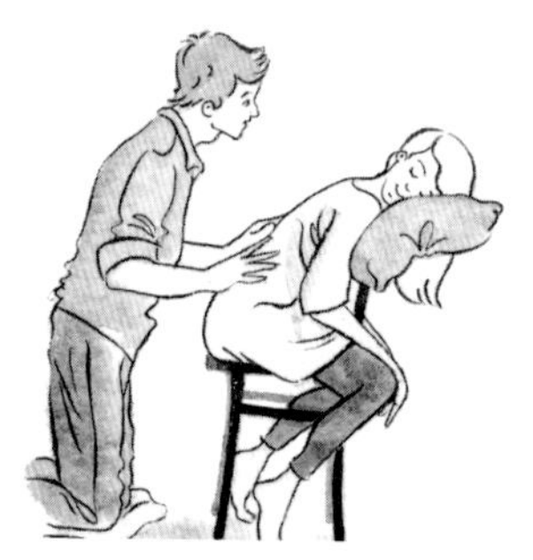

부드러운 치유

임신 중에 이와 같이 등을
마사지하면 몸이 편해진다.

월경

배 마사지는 생리통 치유에 도움이 된다. 이 마사지는 자기 스스로도 간단히 할 수 있다(202~205쪽 참조). 먼저 라벤더와 스위트 마요라나 등의 에센셜 오일을 욕조에 각각 3방울씩 넣고 따뜻하게 목욕을 해도 좋다. 적어도 20분간 느긋하게 물 속에 있는 것이 좋다. 욕실에서 나오면 캐리어 오일 20밀리리터(4작은술)에 라벤더, 스위트 마요라나, 클라리 세이지를 각각 3방울씩 넣어 배 전체를 마사지한다. 이때 허리의 경혈을 마사지하면 효과적이다. 마지막으로, 타월로 싼 더운물병을 배에 올려놓아 이완시킨다.

임신

임신 중의 마사지에 대해서는 여러 가지로 의견이 나뉘어 있다. 아프리카 원주민은 임신·출산·산후 마사지가 효과적이라고 생각한다. 그러나 임신 중에 배의 심부 마사지를 하면 안 된다는 점에 주의해야 한다. 임신 후기에 원형이나 8자 모양으로 하는 부드러운 마사지는 효과적이다. 또 허리를 원형으로 마사지하면 통증이나 고통을 완화할 수 있다.

임신 4개월 이후에는 스위트 아몬드 오일 20밀리리터(4작은술)에 팔마로사와 네롤리를 2방울씩 더한 가벼운 혼합제를 사용하면 스트레스 해소나 수면 촉진에 효과가 있다. 이것은 매우 순한 혼합제이다.

분만

진통 초기에 베개로 받치고 옆으로 누워 받는 등 마사지가 좋다. 이때 손바닥 끝으로 허리와 엉덩이를 원형으로 마사지하면 좋다. 또 배를 부드럽게 원형으로 마사지해도 효과가 있다. 진통 사이에 얼굴을 부드럽게 쓰다듬어주면 기분이 안정되며, 손바닥으로 양쪽 발을 마사지해 주어도 효과적이다. 캐리어 오일 20밀리리터(4작은술)에 클라리 세이지와 재스민을 2방울씩 혼합한 오일을 사용하면 좋다.

주요 에센셜 오일

네롤리는 배에 집중된 정신적 불안을 달래고 기분을 안정시킨다.

어깨와 목의 마사지 • 1

어깨와 목은 마사지에 즉시 반응하므로 가장 만족도가 높은 치료 부위이다. 이 부분은 긴장을 가장 많이 일으키는 부위이고, 통증과 뭉친 것을 완화하지 않으면 다른 문제를 유발할 가능성이 있다. 다음에 소개하는 마사지는 매끄럽게 흐르듯이 해주어야 한다. 좀더 깊은 마사지를 준비하기 위해 어깨와 목을 따뜻하게 하고, 일정한 리듬으로 마사지한다.

1 상대방을 위를 보고 눕게 한다. 어깨에 손을 올리고 체중을 실어 귀와 반대 방향으로 가볍게 눌러 펴준다.

2 손을 양 옆으로 미끄러지게 하여 손가락을 어깨 뒤에서 목 뒤까지 올려준다. 이때 경추(목 척추) 양쪽에 양손의 손가락을 둔다. 이것을 네 번 반복한다.

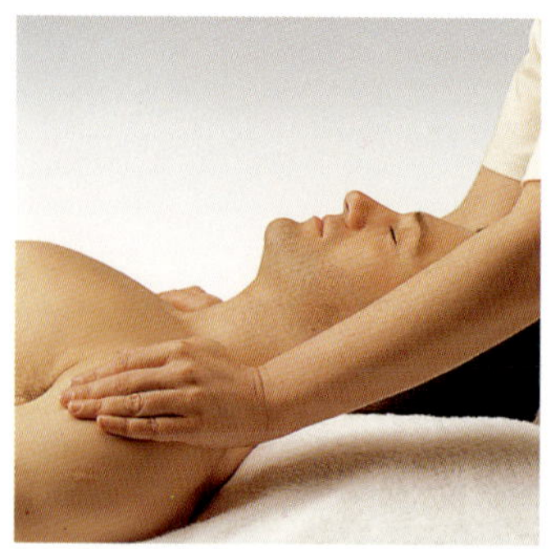

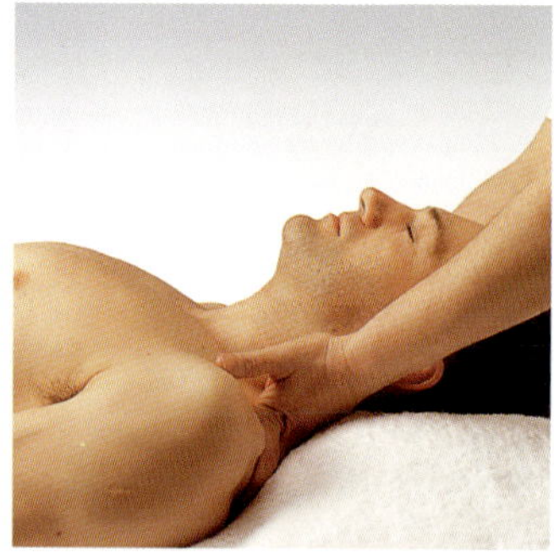

3 흉골 마사지는 가슴에 손을 부채처럼 펴서 겨드
랑이까지 미끄러져간다. 이를 네 번 반복한다.

4 주먹을 가볍게 쥐고, 손 관절
로 가슴 전체, 어깨, 목 뒤를 눌
러 마사지한다. 이것을 두 번
반복한다.

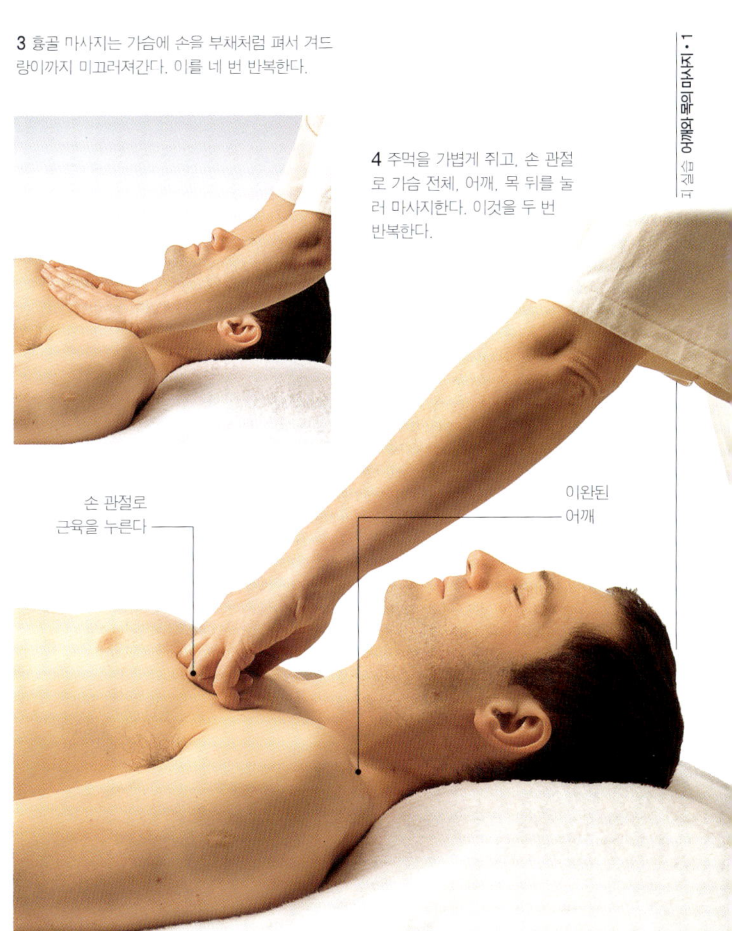

어깨와 목의 만성적인 긴장

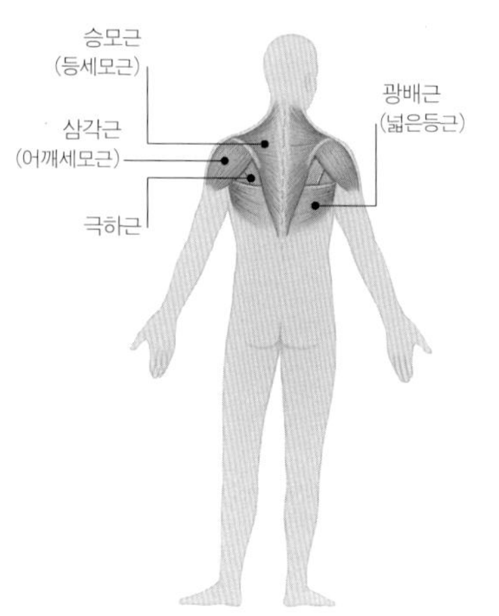

어깨 근육
이러한 근육이 자주
긴장되는 부위이다.

우리는 평소에 어떻게 앉아 있는지, 어떻게 서 있고 움직이는지 전혀 의식하지 않는다. 학교에서는 많은 아이들이 키에 맞지 않는 책상을 사용하여 자세가 나빠지고, 어른이 되어도 그런 자세로 일을 계속한다. 최근에는 컴퓨터가 어깨나 목에 긴장이 몰리는 원인이 된다. 모니터와 눈의 높이가 맞는지, 눈은 적당한 거리에 있는지, 키보드의 높이가 맞는지 확인해 보자. 그러지 않으면 목의 통증, 안정피로(다른 사람보다 빨리 눈의 피로를 느끼는 것), 편두통, 두통 등이 생길 가능성이 많다.

일상생활에서 주의할 점

사무실의 가구를 바꾸는 것만으로도 일상적인 문제가 크게 개선될 수 있다. 아로마테라피를 받으러 오는 사람 중에는, 증세가 일단 좋아졌다가 다시 원래의 증상으로 돌아가 놀라는 경우가 있다. 잠재적인 원인이 제거되지 않으면 이것은 당연한 일이다. 턱에 전화를 끼우고 손으로 타이핑을 해서 목에 통증이 생겼다고 한다면, 무엇인가를 바꿀 필요가 있다. 어깨와 목은 구조가 매우 복잡하며, 어깨 관절, 목의 척추, 머리의 기저부는 큰 근육으로 덮여 있다. 앞으로 굽히고만 있으면 등 근육은 늘어나고 가슴 근육이 위축되어, 등뼈가 앞으로 굽거나 비뚤어지는 원인이 된다. 에센셜 오일을 사용하여 환부를 마사지하면 통증이나 경직이 완화된다. 또 요가나 태극권을 시작하여 장기적으로 등뼈의 균형을 되찾을 수 있는 생활 습관을 들여야 한다.

에센셜 오일로 치료하기

어깨나 목을 스스로 치료하기에는 한계가 있다. 제대로 치료를 받으려면 전문가에게 마사지를 받을 필요가 있다. 캐리어 오일 20밀리리터(4작은술)에 로즈메리 4방울, 블랙 페퍼 3방울, 베티버 3방울을 넣은 혼합제를 사용하면 혈액순환을 촉진하여 근육의 긴장을 푸는 데 도움이 된다.

주요 에센셜 오일

로즈메리는 혈액순환을 촉진하고 뭉친 근육을 푸는 작용을 한다.

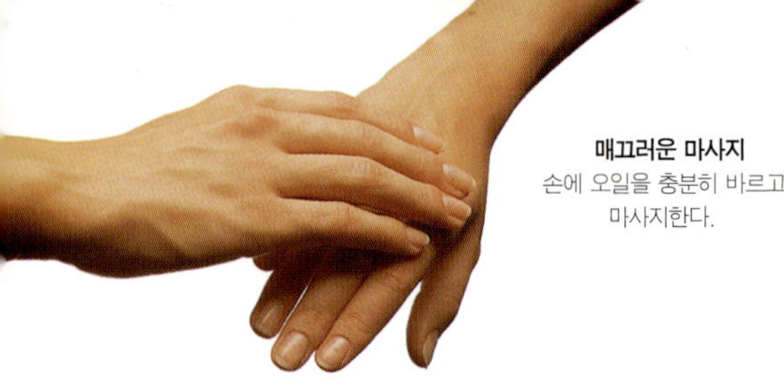

어깨와 목의 마사지 • 2

다음에는 조금 깊숙한 목의 마사지로 옮겨간다. 이 마사지에서는 경추의 양쪽을 손가락으로 찾으면서 시술하는 것이 중요하다. 이 움직임은 지극히 작은 것이지만, 이완 효과가 높은 마사지이다. 이렇게 마사지를 끝내면 타월로 어깨를 가리고 시술받는 상대방의 눈 위에 손을 잠시 올려놓는다.

1 목의 뿌리를 손가락으로 찾아 작은 원을 그리면서 위쪽으로 경추의 양측을 양손으로 마사지하고 손가락이 미끄러지듯이 원위치로 돌아온다. 이것을 세 번 반복하며, 세 번째는 귀 뒤까지 마사지하여 끝낸다.

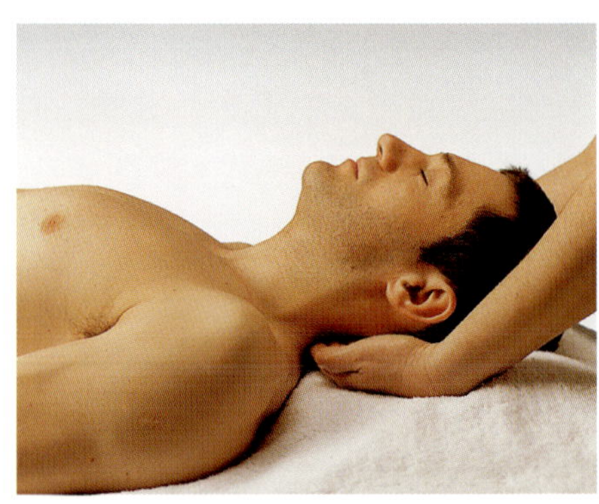

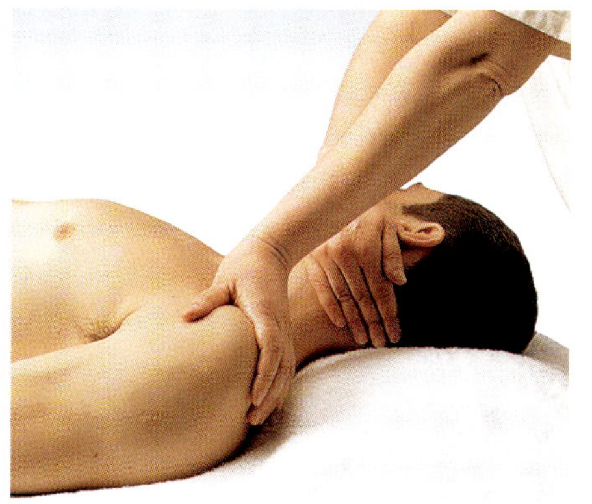

2 상대방의 머리를 편안하게 한쪽으로 향하게 하고, 한 손이 다른 손을 따라가면서 머리카락 언저리까지 목을 마사지한다. 이 기법은 '천수 관음 마사지'라고 부른다. 이것을 두 번 반복한다. 머리를 부드럽게 반대로 향하게 하여 똑같이 마사지한다.

3 머리를 다시 가운데로 오게 한다. 어깨 밖에서 흉골 쪽으로 마사지하고, 목 뒤로 손이 미끄러지게 한다. 세 번 반복하며 점차 속도를 줄여 끝낸다.

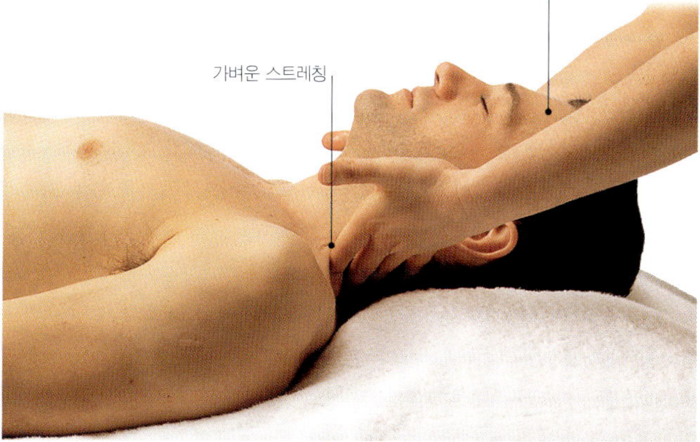

이완되고
있는 상태

가벼운 스트레칭

사례 연구 : 어깨 근육 파열

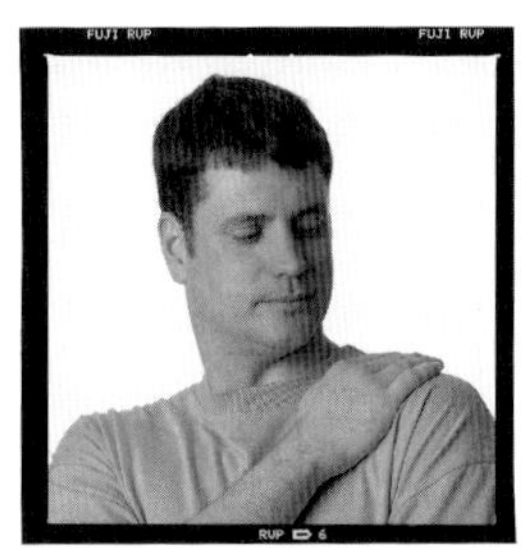

어깨의 긴장
믹은 스쿼시에 열광하고 있다.

상담 내용

믹은 스쿼시를 하다가 어깨 근육이 파열되어 치료를 받으러 왔다. 어깨를 움직이지 못하고 통증도 심하다고 했다. 여자 친구가 어깨에 아이스 팩을 해주어 조금 나아졌지만, 믹은 본격적인 치료가 필요하다고 느꼈다. 업무상 운전히는 시간이 길어지면 상태가 더 나빠졌는데 상담을 하러 온 그날은 운전을 하고 나서 더 악화되었다고 했다. 스쿼시를 할 때 준비 운동은 어떻게 했는지 물어보자, 그는 평상시에 스트레칭이나 준비운동은 전혀 하지 않았고, 부상당한 그날은 정해진 시간에 늦어 초조했었다고 한다.

치료

등, 목, 어깨 마사지를 해야 하는데 믹은 어깨 통증이 심해 엎드릴 수 없었다. 그래서 그를 의자에 앉히고 치료대에 베개를 받쳐 몸을 앞으로 편하게 기울이게 했다. 팔을 치료대에 올려놓게 하여 상처 부위에 접근하기 쉽게 했다. 서거나 무릎을 꿇은 자세로 그의 등, 목, 어깨를 마사지했다.

마사지에는 캐리어 오일 10밀리리터(2작은술)에 베티버 3방울, 스위트 마요라나 4방울, 페퍼민트 3방울을 넣은 강한 혼합제를 사용하였다.

우선 환부 전체를 따뜻하게 만드는 마사지로 뭉친 곳을 풀어주었고, 다음에 환부를 중심으로 어깨를 정성스럽게 주물렀다. 이

때 견갑골 주위를 주의 깊게 지압하고 주물러 혈액순환을 촉진했다. 이런 마사지를 받는 도중에 믹은 환부 전체가 찌릿하다고 말했다.

자가치료

완치되어도 스쿼시 게임을 시작하기 전에는 항상 가벼운 준비운동을 할 필요가 있으며, 스포츠클럽의 훈련 코치의 권고를 받도록 조언했다. 또 매일 저녁 욕조에 라벤더 4방울과 베티버 2방울을 넣고 목욕해 통증을 관리하도록 했다.

치료 기간

완치까지 1~2주가 필요하다. 아로마테라피 시술을 네 번 정도 받아야 한다.

주요 에센셜 오일

베티버는 심하게 아픈 근육을 따뜻하게 하고 치유하는 에센셜 오일이다.

얼굴 마사지 : 위쪽

능숙한 얼굴 마사지는 이완 효과가 매우 높다. 전신 마사지와 대조적으로 느리고 세밀한 동작은 마음에 깊은 평화를 가져온다. 먼저 손을 씻고 손톱이 짧게 정돈되었는지 확인한 후 마사지를 시작한다. 눈 주위의 마사지는 눈에 활력을 주고 두통이나 눈의 피로 완화에 효과가 있다. 에센셜 오일을 사용하여 마사지할 때는 오일이 눈에 들어가지 않게 주의한다.

1 이마에서 시작하여 부드럽게 아래로, 관자놀이 주위, 뺨, 턱으로 손가락으로 쓸어가고 미끄러지듯이 되돌아온다. 이것을 적어도 네 번 반복한다.

2 이마 중앙에 엄지나 손끝을 대고 머리선(머리카락이 난 선)을 따라 관자놀이까지 부드럽게 지압하고, 손가락을 이마 중앙으로 미끄러지듯 가져온다. 다음에는 눈썹까지 내려가는 움직임을 반복한다.

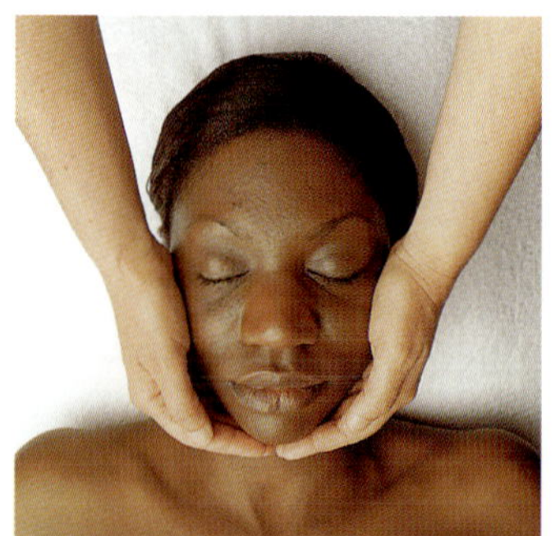

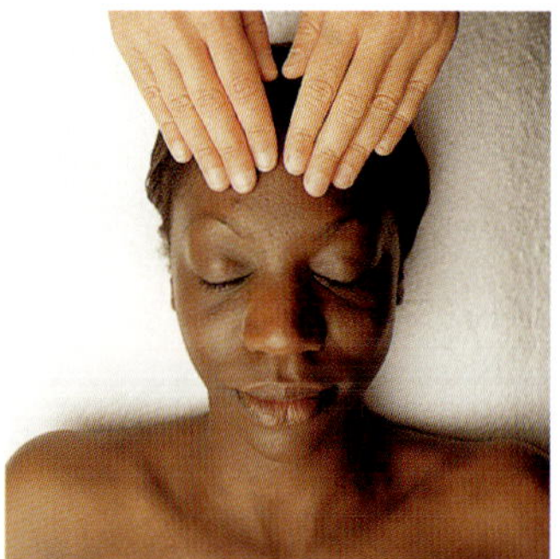

3 가운뎃손가락 끝을 사용하여 눈 주위의 뼈를 원
형으로 가볍게 누르고, 눈 아랫부분을 지나 콧마루
로 돌아온다. 이것을 세 번 반복한다. 이때 잘못하
여 안구를 누르지 않도록 주의한다.

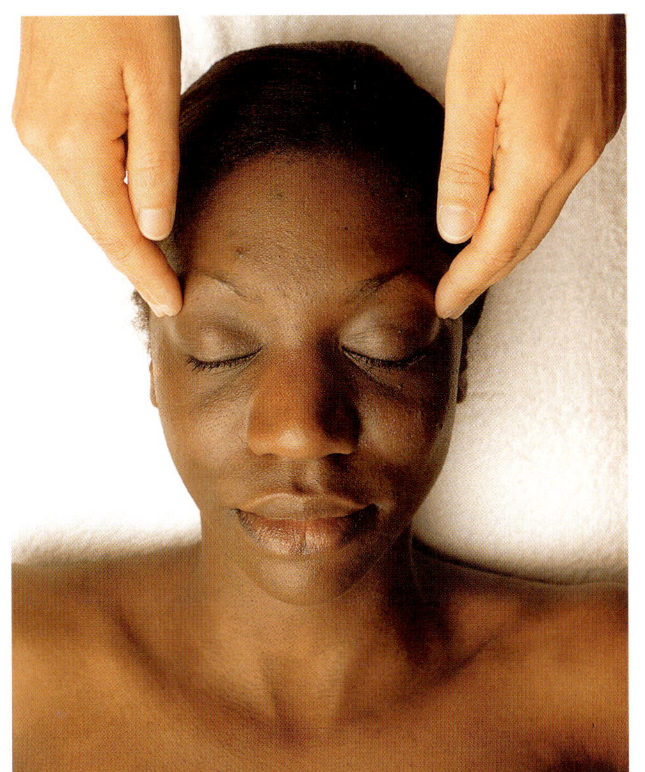

얼굴 : 인생의 지도

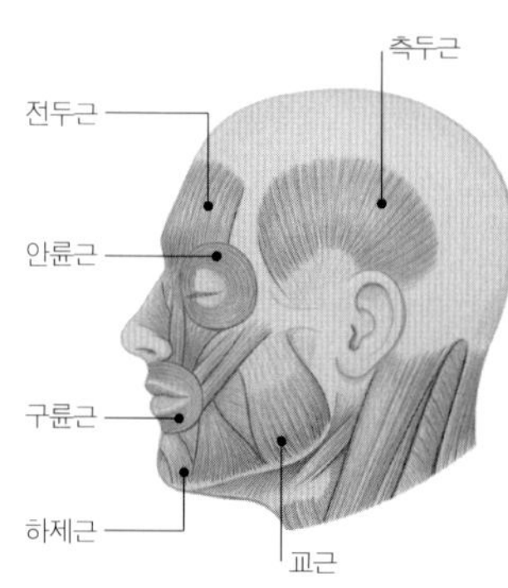

유연성
이러한 근육으로
다양한 표정을 만들어낸다.

얼굴은 많은 것을 말해 준다. 깊이 명상하고 있는 승려의 얼굴에서는 젊음과 성숙함을 동시에 엿볼 수 있다. 기차가 오지 않아 얼굴을 찡그리고 있는 회사원의 이마에는 초조해 보이는 주름이 새겨져 있다. 테레사 수녀의 어떤 사진에서나 그 눈 속에는 세월을 겪으며 고난을 넘어온 자취가 보인다. 아이의 부드러운 눈썹, 맑은 눈, 크게 웃는 얼굴에는 미지의 세계에 대한 동경이 나타나 있다.

이완하여 긴장을 푼다

우리가 자고 있는 동안에는 얼굴의 주름은 펴지고, 턱은 느슨해지며, 뼈도 제자리를 찾아간다. 그러나 일단 깨어나면, 우리는 좌절하여 이를 물거나 시선을 좁히고 집중하여 이마에 주름을 잡는다.

얼굴 마사지를 하면서 시술받는 사람의 얼굴이 이완되는 것을 느끼는 것은 좋은 경험이다. 얼마나 많은 긴장이 얼굴에 모여 있는지 알고 놀라기도 한다. 특히 턱 부분이 뭉치거나 통증이 생기기 쉽고, 자는 동안 이를 가는 것은 불안의 다른 표현이며 두통의 원인이 된다.

얼굴 마사지의 주의점과 효과

얼굴 마사지는 어느 정도는 예술 작업과도 같으며, 참을성이 필요하고, 섬세한 손가락

의 조절, 세심한 배려가 필요하다. 세상을
향하고 있는 상대방의 얼굴에 접촉하는 것
으로 그 인생의 지도를 더듬는 것이다. 따
라서 예민하고 조심스럽게 마사지해야 한
다. 마사지에 의해 피부가 따뜻해지고 이마
의 긴장이 없어지며 입이 이완되는 걸
느낄 것이다. 주름이 영구적으로 사라지는
것은 아니지만 적어도 당분간은 완화된 상
태가 유지된다. 뺨에 주의를 기울여 마사지
하면 턱의 힘이 빠지는 것을 느낄 것이다.
이러한 마사지는 병이 있거나 통증을 느끼
는 사람에게 매우 좋다.

손 마사지에 따르는 부드러운 동작은 원기
를 불어넣어 주며 고통을 치유하는 데 큰
도움이 된다.

간단한 얼굴 마사지에는 캐리어 오일 5밀

라벤더, 로즈, 네롤리, 샌들우드 등의
오일 1방울을 넣으면 깊은 이완 효과를
볼 수 있다.

주요 에센셜 오일

프랑킨센스는 얼굴에 윤기를 주고 피부를 매끄
럽게 하는 에센셜 오일이다.

얼굴 마사지 : 아래쪽

이제 마사지 부위는 뺨, 위턱, 아래턱으로 옮겨간다. 천천히 주의 깊고 세심하게 손가락을 움직이도록 한다. 얼굴 피부와 근육의 감촉에 신경을 집중한다. 다음과 같은 마사지를 시작하기 전에, 이마에서부터 뺨과 턱으로 내려가며 부드럽게 쓸어내리기를 세 번 반복한다(182쪽 참조). 그리고 다시 이마를 향해 천천히 몇 차례 반복해 주며 마무리한다.

1 콧구멍 양 끝에서 시작하여 작은 원을 그리면서 뺨에서부터 턱을 마사지하고 손이 원위치로 미끄러지듯 돌아오게 한다. 이것을 최소 네 번 반복한다.

2 턱을 여닫는 관절을 손으로 찾는다. 이때 상대방에게 입을 벌리게 하면 찾기 쉽다. 이 관절 주위를 작은 원을 그리면서 마사지한다.

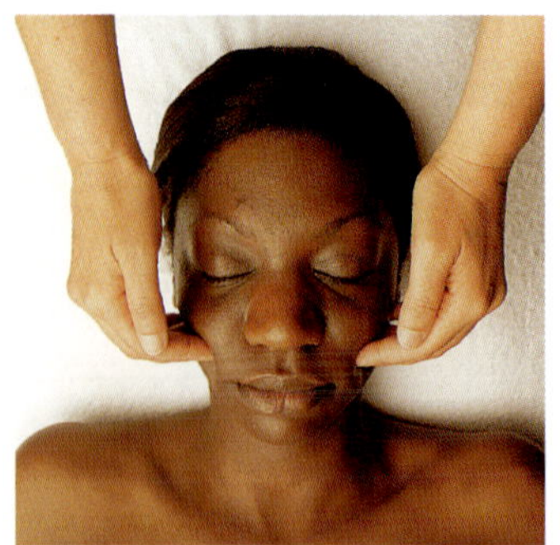

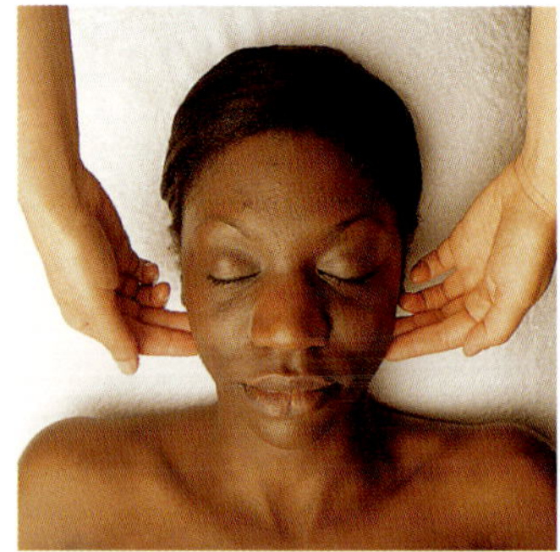

3 턱 중앙을 향하여 턱 양쪽을 손가락으로 주무르며 미끄러져 올라온다. 이것을 최소 세 번 반복한다.

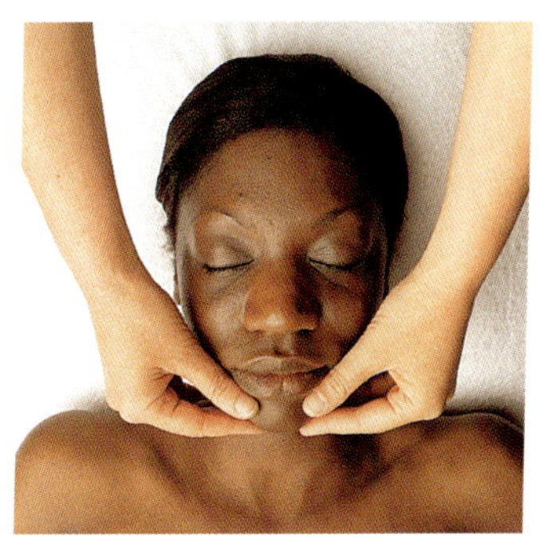

4 목에서 턱으로 교대로 손을 움직여 부드럽게 쓸어 올린다. 이것은 상대방을 이완시킨다.

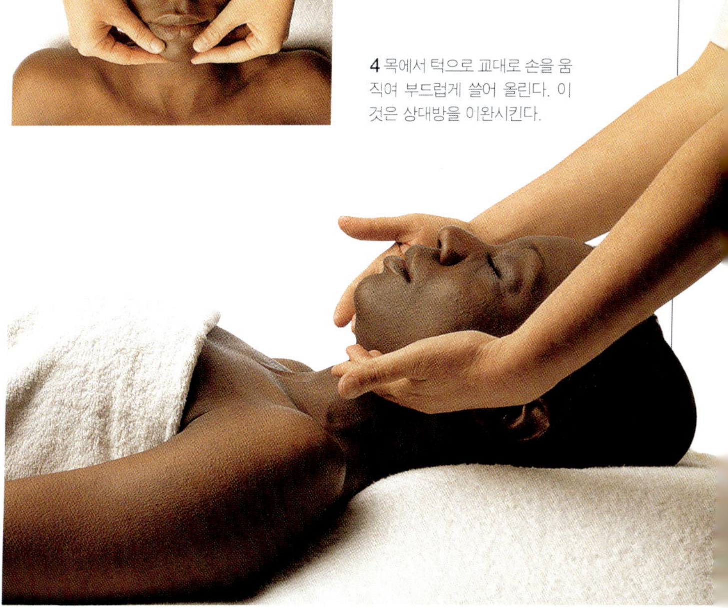

화사한 얼굴 만들기 : 안색을 좋게 하는 마사지

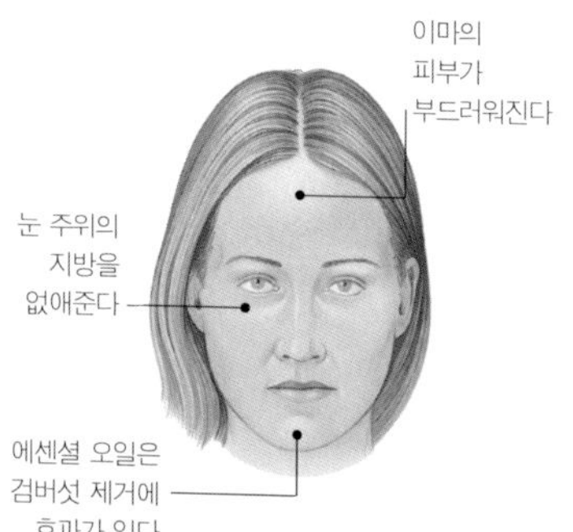

시간을 들여 가꾸기
얼굴 마사지는
미용 효과를 높인다.

얼굴용 에센셜 오일

얼굴 손질에는 플라워 오일이 가장 좋다. 로즈, 네롤리, 일랑일랑, 제라늄, 재스민 등은 피부에 영양을 주어 윤기가 나게 하고, 얼굴을 장밋빛이 되게 한다. 또한 파출리, 샌들우드, 프랑킨센스 등 피부 강장 작용을 하는 오일과 혼합하면, 검버섯을 없애고 모공을 줄이는 효과를 기대할 수 있다. 얼굴용 오일은 향기를 즐길 수 있는 혼합제의 선택이 중요하다.

비싼 얼굴 크림을 사는 데 많은 돈을 들이고, 그것을 몇 초간 바르고 기적이 일어날 것을 기다리는 사람이 많다는 것은 놀랄 만한 일이다. 얼굴 마사지를 매일 5분만 해도 그런 크림을 바르는 이상의 효과를 기대할 수 있다. 특히 피부를 정돈해 주는 에센셜 오일의 혼합제를 사용하면 더 효과적이다. 손질에 들이는 시간은 크림의 질만큼 중요하다.

피부 유형

얼굴 마사지를 시작하기 전에, 피부 유형을 구별하는 것이 중요하다. 이에 따라 적절한 캐리어 제품이나 오일을 선택할 수 있다. 건성 피부는 검고 잘 벗겨지며, 쉽게 갈라지고, 세수 후에 피부가 굳으며, 마르기 쉬운 것이 특징이다. 이런 피부에는 스위트 아몬드 오일 15밀리리터(3작은술)에 로즈 2방울, 샌들우드 6방울, 네롤리 2방울을 혼합하고, 달맞이꽃 오일 5밀리리터(1작은술)를 더하여 영양가를 높인 혼합제를 사용하면 좋다.

지성 피부는 빛나고 번쩍이며, 모공이 크고 피부가 거칠며, 여드름이 잘 생기는 것이 특징이다. 이런 피부에는 그레이프시드 오일 20밀리리터(4작은술)에 일랑일랑 2방울, 레몬 4방울, 파출리 4방울을 더한 혼합제를 사용한다.

부드럽고 유연하며 벨벳 같은 피부, 깨끗하고 고운 보통 피부에는 애프리컷 커널 오일 10밀리리터(2작은술)와 호호바 오일 10밀리리터(2작은술)에 로즈 3방울, 프랑킨센스 4방울, 네롤리 3방울을 더한 혼합제를 추천한다.

뺨은 건조하고, 얼굴 중앙부에는 지방이 있는 경우는 혼합 피부이다. 이런 피부에는 호호바 오일 20밀리리터(4작은술)에 제라늄 3방울, 라벤더 4방울, 오렌지 3방울을 더한 혼합제를 사용한다.

주요 에센셜 오일

샌들우드는 모든 유형의 피부 강장에 좋은 에센셜 오일이다.

얼굴의 경혈 지압하기

여기에 소개하는 얼굴 마사지는 지압의 경혈을 이용하는 것으로, 얼굴의 통증이나 고통을 완화시킬 뿐 아니라 피부의 건강도 촉진한다. 또 지압하는 경혈은 얼굴을 포함한 몸 전체를 연결하는 에너지의 경로에 있으므로, 지압에 의해 몸의 다른 부분에도 영향을 줄 수 있다. 따라서 얼굴의 경혈에 지압을 하면 그것과 연결된 기관을 치유할 수 있다.

경혈을 누른다

정확한 순서로 좌우 양쪽의 경혈을 지압하는 것이 중요하다. 손가락으로 약 5초씩 경혈을 누르며, 통증이 없도록 적당하게 힘을 준다. 먼저 손톱이 짧게 정돈되어 있는지 확인하고 시작한다.

순서에 따라 지압한다

올바른 순서대로 지압하면 가장 좋은 치료 효과를 볼 수 있다.

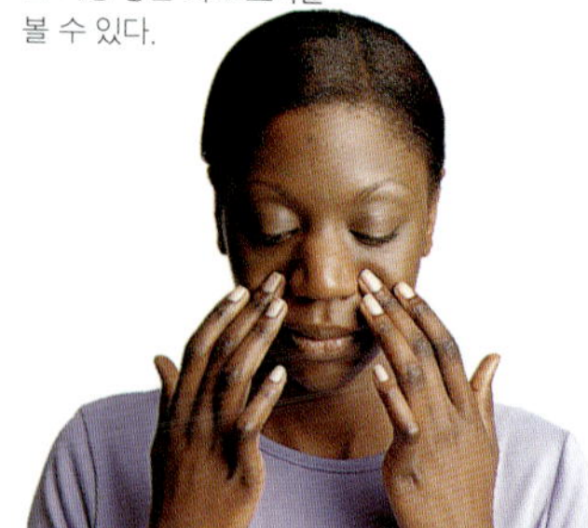

경혈
경혈 1 : 미간 중앙에서 곧바로 올라간 선에 있는 머리 중앙의 경혈을 한 번 누른다.
경혈 2 : 양쪽 머리선의 측두부를 누른다.
경혈 3 : 눈초리에서 약 1센티미터 밖의 좌우 경혈을 누른다.
경혈 4 : 미간을 한 번 누른다.
경혈 5 : 양쪽 눈시울을 주의 깊게 누른다.
경혈 6 : 양쪽 눈동자에서 똑바로 내려간 선과 광대뼈의 교차점을 누른다.
경혈 7 : 경혈 6에서 두 손가락 아래 있는 양쪽 경혈을 누른다.
경혈 8 : 입의 양쪽을 누른다(경혈 7 아래).
경혈 9 : 콧구멍 양쪽 끝을 누른다.
경혈 10 : 턱에 힘을 주게 하여 작게 들어간 곳을 손가락으로 찾는다. 턱을 이완시키고 양쪽 경혈을 누른다.
경혈 11 : 후두의 양쪽을 주의 깊게 누른다.

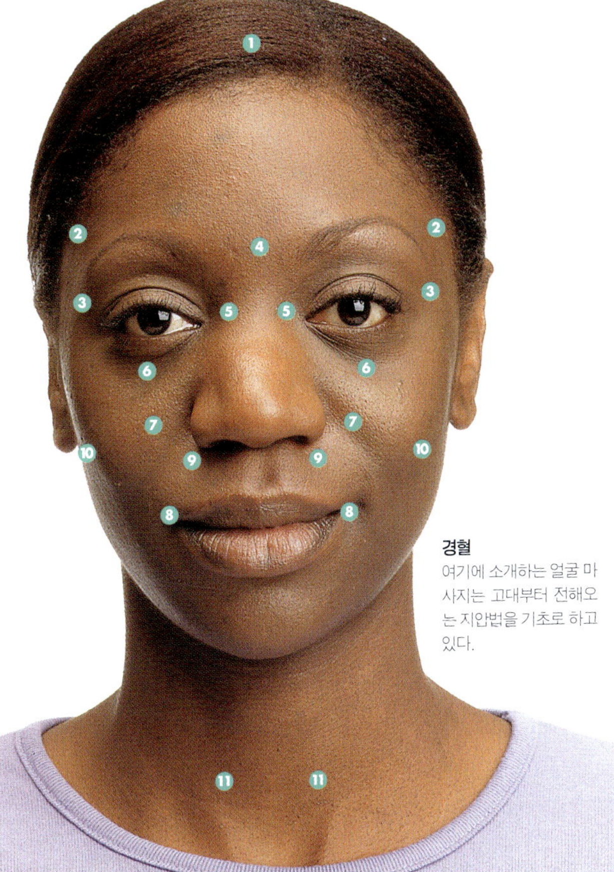

경혈

여기에 소개하는 얼굴 마
사지는 고대부터 전해오
는 지압법을 기초로 하고
있다.

경혈과 안색

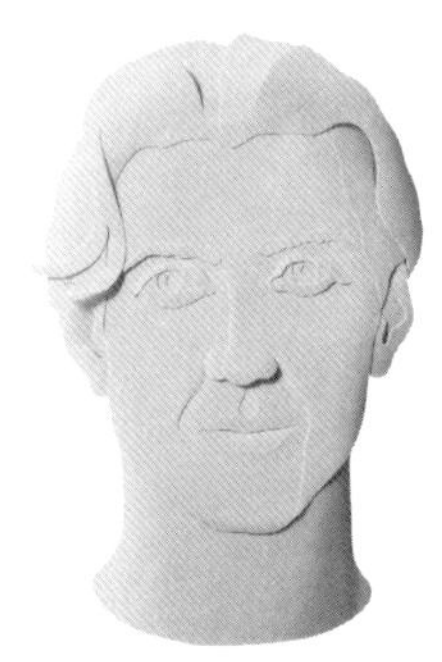

지압의 광범위한 효과
얼굴의 경혈을 지압하여
몸의 다른 부분도 치유할 수 있다.

안색을 좋게 하려면 얼굴 마사지에 주 2~3회의 지압을 더하면 좋다. 지압은 에센셜 오일 마사지 전에 실시하는 것이 중요하다. 눈 근처에도 경혈이 있으며, 예민한 눈 부분에는 에센셜 오일을 사용하지 않는 것이 좋다. 지압이 끝나면 얼굴용 혼합제로 마사지한다.

신체의 다른 부분과 연결

얼굴 경혈의 지압은 전체적으로 안색을 좋게 할 뿐 아니라, 몸의 다른 부분을 치유하는 효과도 있다. 경혈 1은 발모를 촉진하고 두통과 스트레스를 완화한다. 경혈 2는 두통과 피로를 완화한다. 경혈 3은 두통과 눈 문제에 효과가 있다. 경혈 4는 부비강염, 코 막힘, 긴장을 해소하는 데 효과가 있다. 경혈 5는 집중력과 명상력을 높여 눈의 피로를 완화시킨다. 경혈 6은 기 흐름의 정체, 코의 통증, 소화 문제 등에 효과가 있다. 경혈 7은 얼굴의 긴장을 완화한다. 경혈 8은 위경련과 얼굴의 긴장을 완화한다. 경혈 9는 울혈과 감기에 효과가 있다. 경혈 10은 턱의 긴장을 완화한다. 경혈 11은 갑상선 분비를 촉진하여 호르몬의 균형을 조절한다. 이 경혈은 수천 년 전부터 인도나 동양에서 미용 마사지에 사용되었으며, 아름다움을 가꾸는 데 효과가 있다고 많은 책에 기록되어 있다.

심신 스트레스 해소

경혈에 지압을 하면 스트레스와 긴장을 완화하는 효과를 볼 수 있다. 아프지 않도록 부드럽게 지압해 주어야 한다. 이런 지압은 셀프 마사지에도 사용할 수 있다. 예를 들어, 직장에서 컴퓨터 모니터를 보면서 피로를 느꼈을 때, 몇 분간의 지압으로 얼굴을 이완시키면 좋을 것이다.

경혈 2, 3, 4를 지압할 때, 오일이 눈에 들어가지 않게 조심하면서 라벤더 원액을 1방울 사용하여 지압하면 두통과 편두통을 완화할 수 있다.

밤에 자는 동안에 이를 갈거나 편두통으로 고통 받는 경우에는, 자기 전에 라벤더 원액 1방울 사용하여 경혈 10을 마사지하면 좋다.

주요 에센셜 오일

라벤더 원액은 국소 통증의 완화에 가장 좋은 에센셜 오일이다.

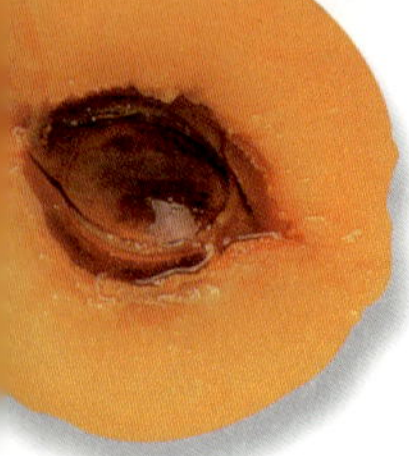

피부에 좋은 오일
애프리컷 커널 오일은
보통 피부에 가장 효과가
좋은 오일이다.

얼굴 관리하기

에센셜 오일로 하는 간단한 마사지는 화학약품이나 합성 성분과는 거리가 먼 자연적인 즐거운 손질법이다. 또 에센셜 오일을 넣은 얼굴팩, 화장수, 크림, 로션 등을 사용해 아로마테라피의 스트레스 해소 효과를 즐길 수 있다.

1 작은 유리그릇에 유기농 요구르트 30밀리리터 (2큰술)를 넣는다.

2 호호바 오일 5밀리리터(1작은술)를 더해 혼합한다.

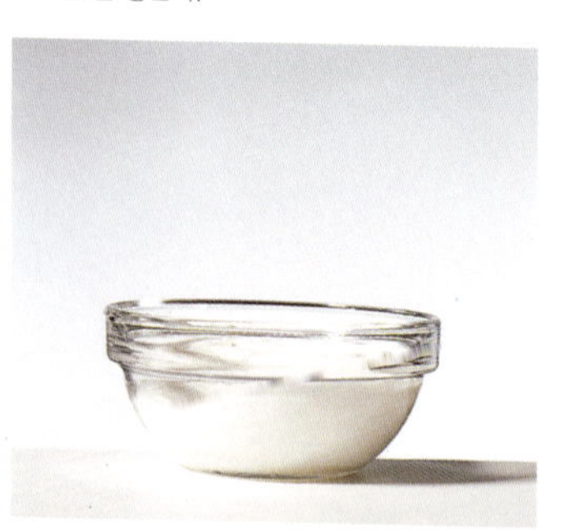

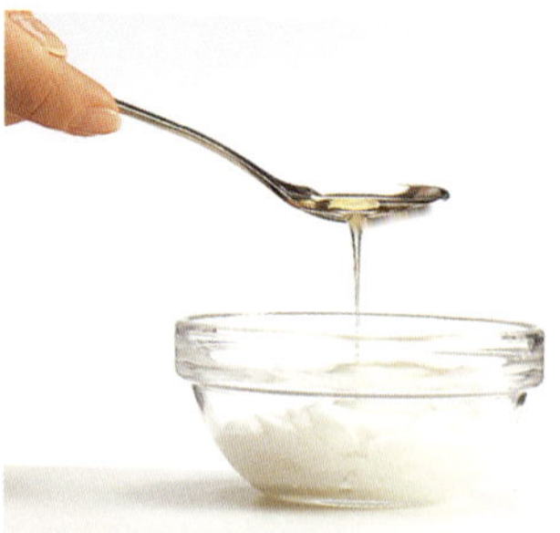

낮

아침에는 크림이나 로션
등 피부에 잔류물이
남지 않는 베이스를
사용한 에센셜 오일
혼합제를 쓴다.
먼저 얼굴을 씻고 플라워
워터로 피부를 정돈한다.
그러고 나서 크림이나 로션 혼합제를
발라 메이크업의 기초를 만든다.

밤

밤에 혼합제를 얼굴에
바르면 자는 동안 오일이
피부에 흡수된다. 먼저
얼굴을 씻고 플라워 워터
로 피부를 정돈한다. 얼굴
용 크림이나 오일을 사용하여
184~187쪽에서 소개한 얼굴
마사지를 한다.

3 에센셜 오일 3방울을 혼합제에 넣는다. 보통
제라늄 1방울과 프랑킨센스 2방울을 혼합한다.

요구르트 얼굴 팩

일주일에 한 번 특별한 얼굴 팩으로 얼굴을
관리하는 것을 추천한다. 요구르트는 피부
에 영양을 주며, 호호바 오일은 에센셜 오일
을 얼굴 전체에 퍼지게 하여 피부 상태를 정
돈한다.

4 얼굴에 팩을 하고 15분간 기다린다. 더운
물을 적신 탈지면으로 팩을 제거하고 로즈
워터로 피부를 정돈한다. 다른 크림을 바르
기 전에 1시간 정도 그대로 두어 피부 호흡
을 촉진한다.

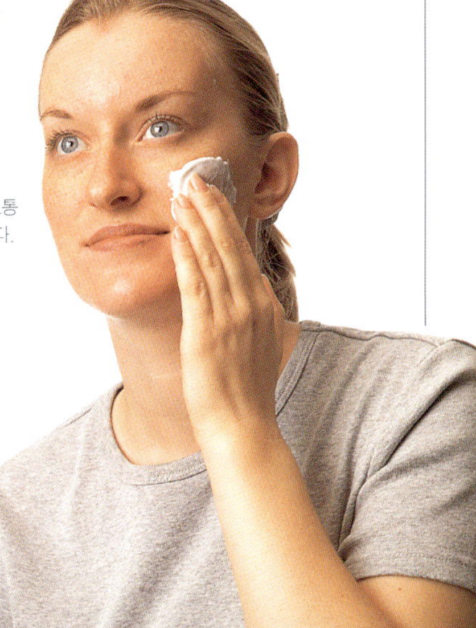

아로마 화장품 만들기

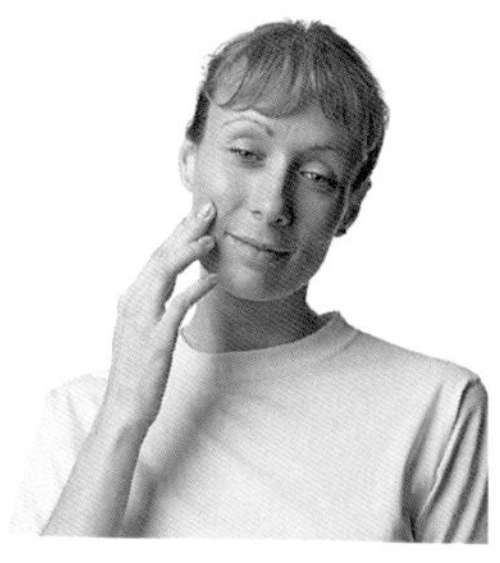

피부 관리
안색을 좋게 하기 위해
에센셜 오일 혼합제를 사용한다.

집에서 간단하게 얼굴 관리용 혼합제를 만들 수 있다. 베이스 제품을 직접 만들지 않고 구입할 때에는 보습 크림에 동물성이나 석유 성분이 들어 있지 않은지 확인한다. 건성 피부, 보통 피부, 노화 피부에는 제라늄 3방울, 샌들우드 4방울, 오렌지 3방울의 혼합제가 효과적이다. 지성 피부와 검버섯이 있는 피부에는 프랑킨센스 3방울, 라벤더 4방울, 주니퍼 3방울, 민감 피부에는 팔마로사 2방울과 로먼 캐모마일 3방울 혼합제를 쓴다.

보습제

60그램 제조

재료
밀랍 20그램
스위트 아몬드 오일 20밀리리터(4작은술)
로즈 워터 20밀리리터(4작은술)

필요한 도구
냄비 1개, 내열 유리그릇 1개(냄비에 넣어 중탕),
용량 60그램의 갈색 유리용기(약국에서 구입)

방법
밀랍과 스위트 아몬드 오일을 유리그릇에 넣고, 약한 불에 올린 냄비에 유리그릇을 넣어 중탕으로 밀랍을 녹인다. 잘 저어주며 로즈 워터를 조금씩 넣어 수분이 모두 흡수되게 한다. 불에서 내려 크림이 식을 때까지 젓는다. 좋아하는 에센셜 오일 10방울을 더해 잘 섞는다. 크림을 갈색 유리용기에 담아 냉장고에 넣는다.

이 산뜻한 크림은 남성이 면도 후에 사용해도 좋다. 이 경우에는 파출리 3방울, 프랑킨센스 3방울, 아틀라스 시더우드 4방울을 사용한다.

노화 피부에는, 로즈 3방울, 네롤리 4방울, 샌들우드 3방울을 크림에 넣는다. 이 혼합제를 사용하면 피부 결이 복숭아처럼 부드러워진다.

화장수

에센셜 오일 판매점이나 건강식품 가게에는 에
센셜 오일의 증류 추출 부산물인 플라워 워터
가 있다. 로즈 워터, 라벤더 워터, 오렌지 플라
워 워터 등은 모두 화장수로 적합하다. 유효기
간은 냉장 보관으로 6개월이다.

세안제

60그램 제조

재료
꿀 4그램, 호호바 오일 40밀리리터(8작은술),
코코아 버터 10그램

필요한 도구
냄비 1개, 내열 유리그릇 1개(냄비에 넣어 중탕),
용량 60그램의 갈색 유리용기(약국에서 구입
가능)

방법
유리그릇에 꿀을 넣고 중탕으로 녹인다. 호호바
오일과 코코아 버터를 넣고 잘 젓는다. 불에서
내려 크림이 식을 때까지 젓는다. 좋아하는 에
센셜 오일을 10방울 넣고 잘 섞는다. 크림을 갈
색 유리용기에 담아 냉장고에 넣는다. 소량의
크림을 얼굴 전체에 펴 바르고 탈지면으로 닦
아낸다. 플라워 워터 화장수를 발라 마무리한다.

셀프 마사지 : 손

일상생활에 쫓기다보면 몸을 이완시켜 풀어주는 것을 잊게 된다. 시간을 들이지 않고 간단히 할 수 있는 셀프 마사지 방법을 소개한다. 다음에 설명하는 손과 팔꿈치의 마사지는 직장에서도 할 수 있다. 이때 핸드크림, 스킨로션 또는 캐리어 오일 혼합제(101~117쪽 참조)를 사용하여 피부에 영양을 주면 좋다.

1 손등을 손가락 끝에서부터 손목 쪽으로 부드럽게 쓸어준다. 이것을 네 번 반복한다.

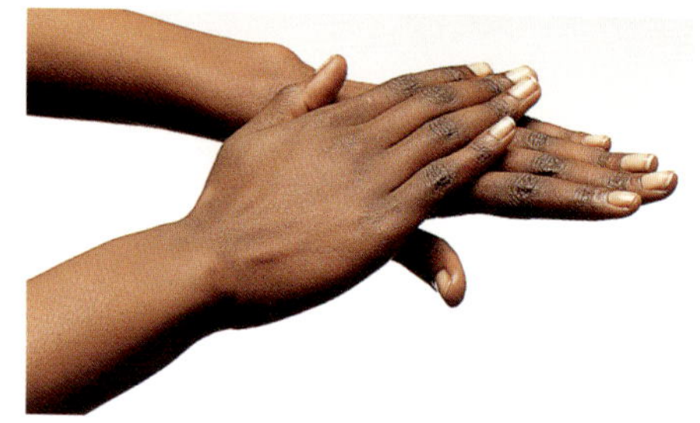

2 손바닥을 위로 향한다. 다른 손 엄지로 손바닥의 안쪽을 원형으로 누른다. 이것을 세 번 반복한다.

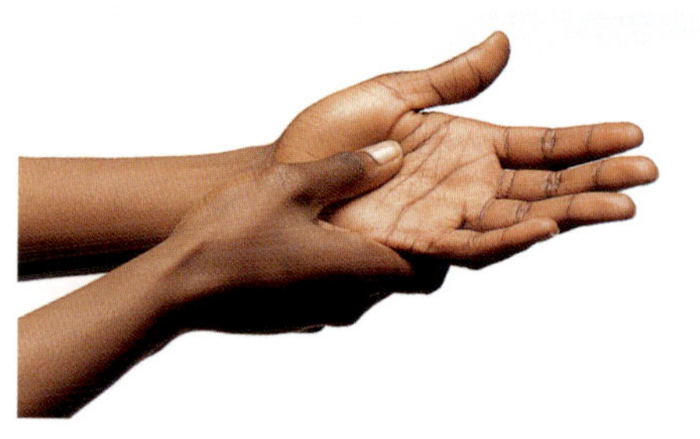

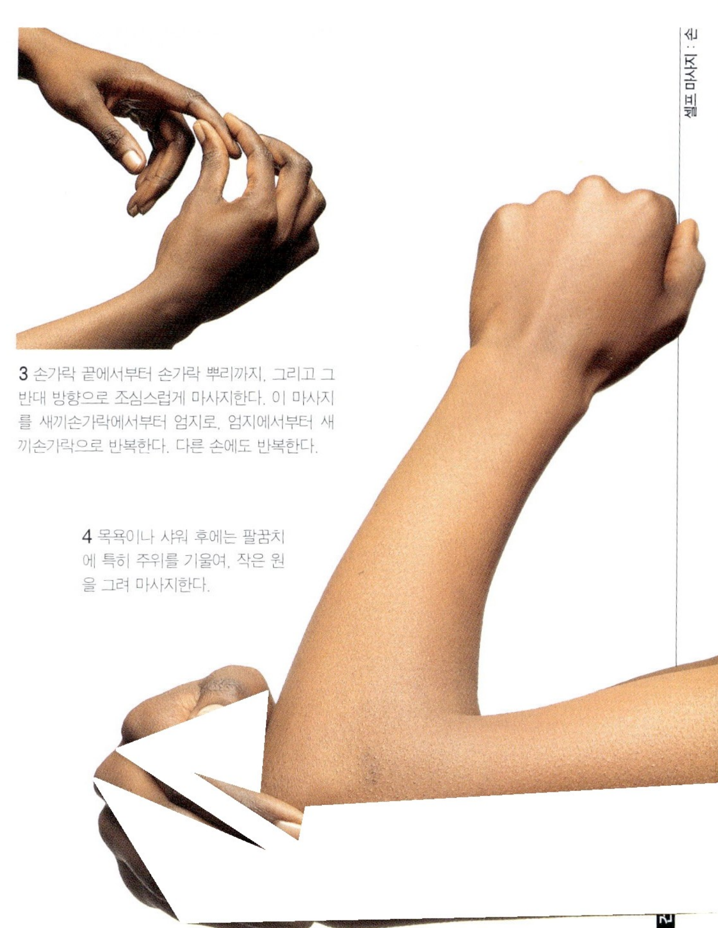

3 손가락 끝에서부터 손가락 뿌리까지, 그리고 그 반대 방향으로 조심스럽게 마사지한다. 이 마사지를 새끼손가락에서부터 엄지로, 엄지에서부터 새끼손가락으로 반복한다. 다른 손에도 반복한다.

4 목욕이나 샤워 후에는 팔꿈치에 특히 주위를 기울여, 작은 원을 그려 마사지한다.

셀프 마사지 : 섬세한 터치

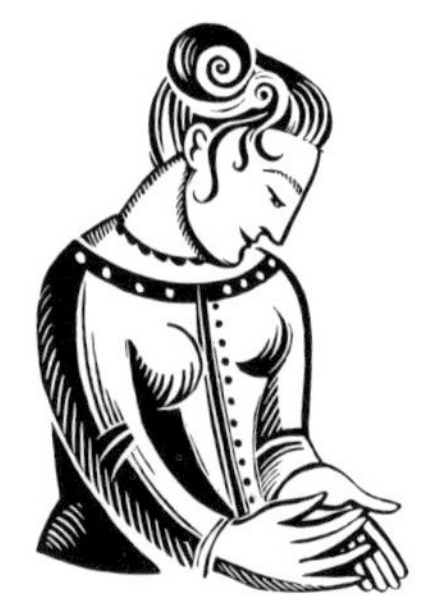

나폴레옹식 피부 관리
나폴레옹의 아내 조세핀은 아몬드
오일을 핸드크림으로 사용했다.

손을 건조하지 않게 보호하는 데 특히 주의를 기울여야 한다. 손톱뿌리와 손톱에도 크림을 바르고, 매일 반복되는 작업으로 생길 수 있는 손의 통증을 완화하는 것이 중요하다. 아로마테라피의 혼합제로 마사지하면 효과가 좋다. 일주일에 한 번 혼합제를 사용하여 손을 마사지 해보자. 특히 피부에 습기가 있으면 오일 흡수가 잘 되므로 취침 전에 목욕이나 샤워를 하고 마사지하면 밤 동안에 피부가 치유되어 효과적이다.

손

먼저 건조한 손을 부드럽게 브러싱하며 손가락과 손바닥도 손질한다. 따뜻한 물을 넣은 유리그릇에 전지유(1작은컵)와 만다린 오일 3방울을 넣는다. 이 혼합제에 손을 담그고 10분을 기다린다. 타월로 손을 가볍게 두드려 말린다.

손톱을 부드럽게 갈아내고 주위의 각질을 다듬는다. 스위트 아몬드 오일 20밀리리터(4작은술)에 로즈 3방울, 파출리 3방울, 샌들우드 4방울을 넣은 혼합제로 손을 마사지한다(200~201쪽). 손가락, 손톱 뿌리, 손톱, 특히 건조한 부분에 오일을 잘 바른다. 손이 건조하여 갈라져 있으면 스위트 아몬드 오일 대신 호호바 오일을 사용하면 효과가 좋다. 매일 혹사당하고 있는 손을 시간을 들여 손질하는 것이 얼마나 좋은 일인지 실감해 보자. 손 마사지는 혈액순환에도 좋고 뭉친 것을 풀어주는 데도 효과가 있다. 필요하면 하루에 몇 번이라도 반복하여 손을 유연하게 만드는 것이 좋다.

팔꿈치

건조하기 쉬운 팔꿈치 주위는 손질을 잊기 쉬운 부분이다. 스위트 아몬드 · 호호바 · 달맞이꽃 오일 등 영양이 많은 캐리어 오일을 하루에 두 번 팔꿈치에 바르는 것을 추천한다. 캐리어 오일 작은술 하나에 로즈, 네롤리 또는 샌들우드를 1방울 더하면 좀더 효과적이다.

또는 앞에서 소개한 손에 사용하는 혼합제로 팔 전체를 마사지해도 좋다. 어깨부터 손가락까지 길게 훑어주듯이 오일을 바르고, 손가락 끝에서 팔꿈치까지 마사지한다.

주요 에센셜 오일

피부를 부드럽게 하는 **로즈**는 핸드크림 성분으로 사용된다.

셀프 마사지 : 배와 엉덩이

배와 엉덩이의 셀프 마사지는 통증을 완화할 뿐 아니라 피부에 윤기를 주는 조절 효과도 뛰어나다. 피부에 습기가 있으면 오일의 흡수가 잘 되기 때문에 취침 전에 목욕이나 샤워를 하고 나서 이 마사지를 하면 밤 동안에 피부가 치유되어 효과적이다.

1 편안하게 누워 한 손 위에 반대편 손을 놓고 오른쪽 허리부터 마사지를 시작한다. 늑골 아래에서 왼쪽 허리, 그리고 배 아래로 원을 그리며 돈다. 일정한 리듬으로 이것을 몇 번 반복한다.

2 오른손으로 8자 모양을 그리면서 배를 마사지한다. 이것을 네 번 반복한다.

3 오른쪽에서 왼쪽, 그리고 다시 뒤쪽으로 배를 잡아 주무른다. 이것을 두 번 반복하고, 배를 원형으로 몇 차례 마사지한다.

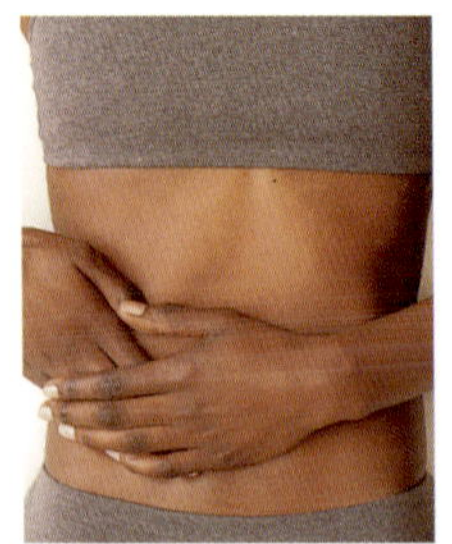
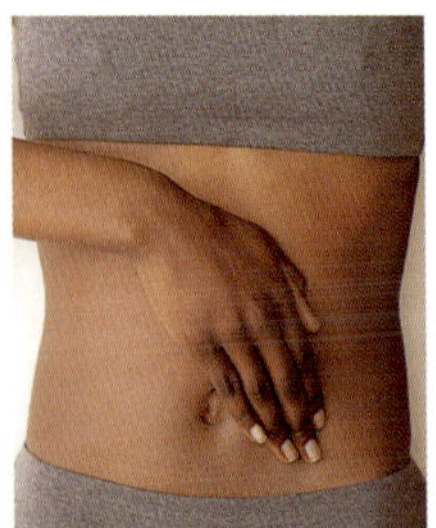
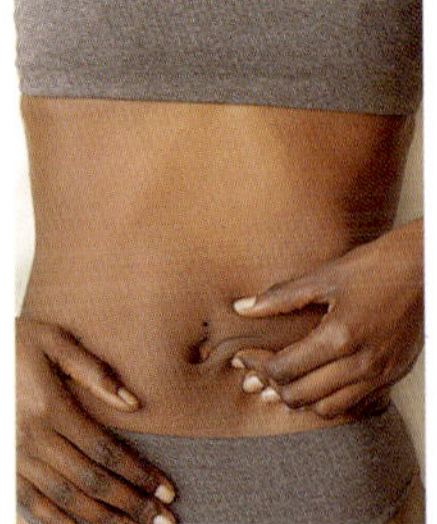

4 배꼽 위에서 양손을 컵처럼 모으고 따뜻한 공기가 모이면 손을 뗀다.

5 오른쪽 방향으로 누워, 왼쪽 엉덩이를 몇 차례 원형으로 마사지한다.

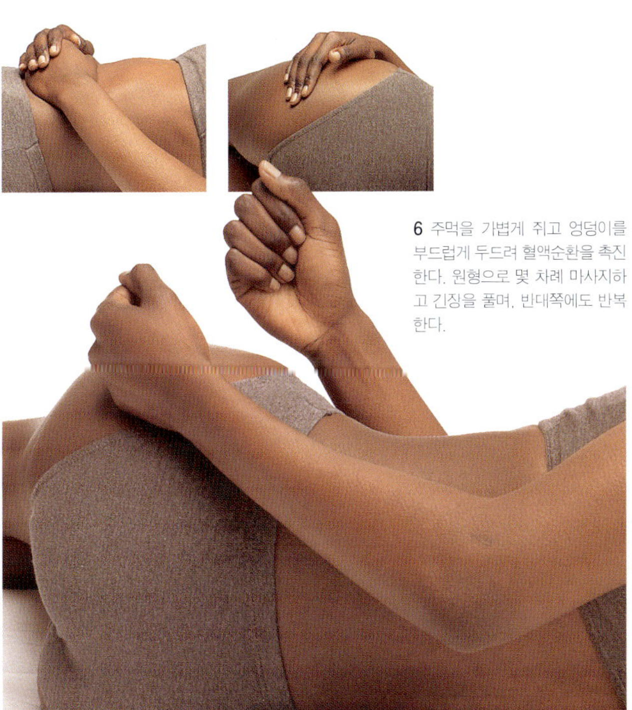

6 주먹을 가볍게 쥐고 엉덩이를 부드럽게 두드려 혈액순환을 촉진한다. 원형으로 몇 차례 마사지하고 긴장을 풀며, 반대쪽에도 반복한다.

이완시키고 통증을 완화하는 셀프 마사지

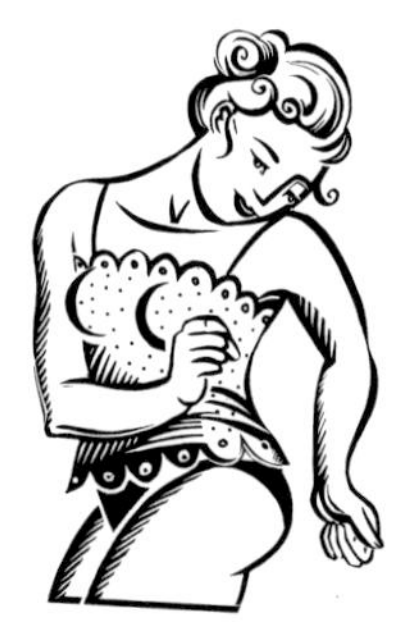

엉덩이 마사지
엉덩이를 주먹으로 가볍게 치면
혈액순환이 촉진된다.

배와 엉덩이 마사지는 스트레스, 긴장, 통증을 완화하는 데 매우 효과적이다. 배 마사지는 방해받을 걱정이 없는 장소에서 편안한 상태로 충분히 시술하는 것이 좋다. 취침 전에 셀프 마사지를 하면 신체가 이완되어 좀더 쾌적한 수면을 취할 수 있다. 그러면 다음 날 아침 상쾌하게 눈을 뜰 수 있을 것이다.

각 증세에 대한 처방

에센셜 오일 혼합제로 배와 엉덩이를 마사지(202~203족 참조)하면 여러 가지 문제를 해소할 수 있다. 그중에서 원형 마사지는 가장 효과가 크고, 가벼운 통증 완화에 좋은 셀프 마사지의 하나이다. 오일을 바른 후, 타월로 싼 따뜻한 물병을 배에 대면 이완에 좋다.

월경통에는 그레이프시드 오일 20밀리리터(4작은술)에 스위트 마요라나 5방울, 클라리 세이지 3방울, 베티버 2방울을 넣은 혼합제를 쓴다.

소화불량, 변비, 위장 장애로 고생하는 사람은 스위트 아몬드 오일 20밀리리터(4작은술)에 진저 4방울, 페퍼민트 2방울, 블랙 페퍼 4방울을 넣은 혼합제가 좋다.

스트레스에 의한 위경련에는 그레이프시드 오일 20밀리리터(4작은술)에 네롤리 3방울, 샌들우드 3방울, 라벤더 4방울을 넣은 혼합제가 효과적이다.

임신

배를 부드럽게 원형으로 마사지해 보자. 배가 따뜻해지면서 아기에게 영양을 주는 행복한 경험이 될 것이다. 임신 4개월 이후에는 스위트 아몬드 오일 20밀리리터(4작은술)에 팔마로사 2방울과 네롤리 2방울을 넣은 혼합제를 사용하면 좋다.

엉덩이용 혼합제

피부에 윤기가 없으면 먼저 스킨 브러시로 자극해 혈액순환을 촉진하고 강하게 마사지한다. 원형으로 마사지하고 가볍게 주먹으로 쳐주며, 손 관절로 누르면 효과적이다. 마지막에 한 번 더 원형으로 마사지하여 긴장을 풀어준다. 페널과 주니퍼 등 정화 작용을 하는 오일을 쓴다.

주요 에센셜 오일

클라리 세이지는 월경통을 완화하는 에센셜 오일이다.

셀프 마사지 : 허벅지와 다리

허벅지는 셀프 마사지하기에 적합한 부위이다. 이 마사지는 정기적으로 하는 것이 중요하며, 특히 피부에 윤기를 주려면 가능한 한 자주 해줄 필요가 있다. 다리는 혈액순환 개선을 위해 마사지하면 효과적이다. 또 136~139쪽에서 소개한 발 마사지도 스스로 할 수 있다.

1 편하게 앉아 한쪽 다리를 굽혀 올리고 엉덩이 쪽으로 허벅지를 부드럽게 마사지해 주고 무릎 쪽으로 미끄러지듯 돌아온다. 이때 엉덩이 쪽으로 힘이 들어가게 한다. 이것을 몇 차례 반복한다.

2 먼저 허벅지 바깥쪽을 잡아 주무르고 이어서 안쪽을 잡아 주무른다.

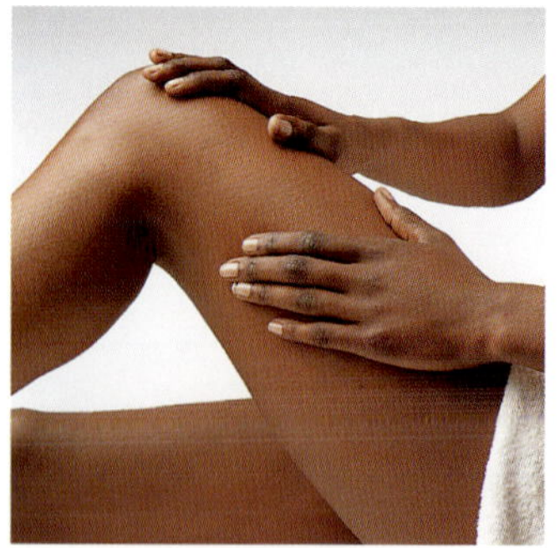

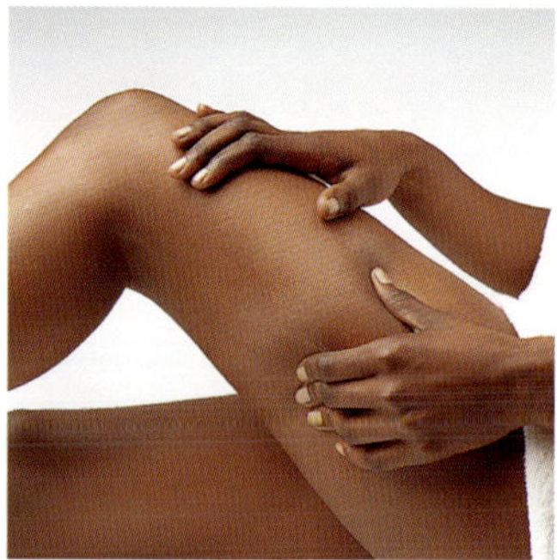

3 양손을 오므려 허벅지를 부드럽지만 분명하게 쳐주고, 원형 마사지로 긴장을 푼다. 반대편 허벅지에도 반복한다.

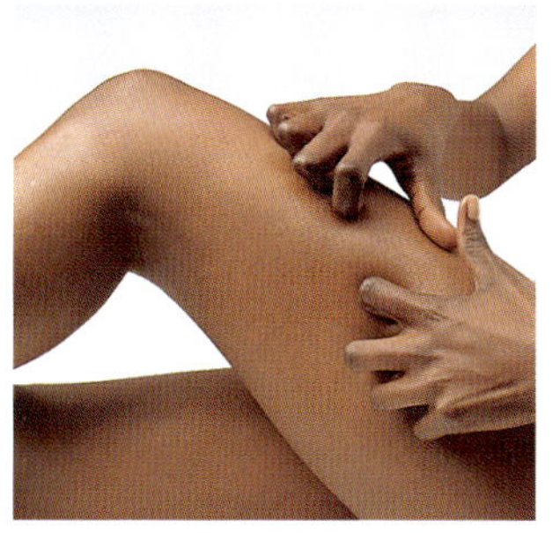

4 한쪽 발을 다른 쪽 무릎 위에 올리고 양손으로 발을 샌드위치처럼 잡고, 발목부터 발가락, 그리고 다시 발목 쪽으로 마사지한다. 이것을 몇 차례 반복한다.

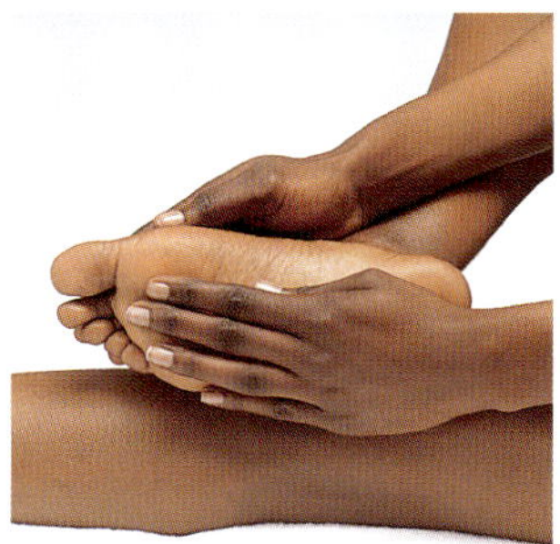

5 손을 약간 오므려 손가락 관절로 발바닥 전체를 누른다. 다시 샌드위치 마사지를 몇 차례 하고 끝낸다. 같은 마사지를 반대편 다리에 반복한다.

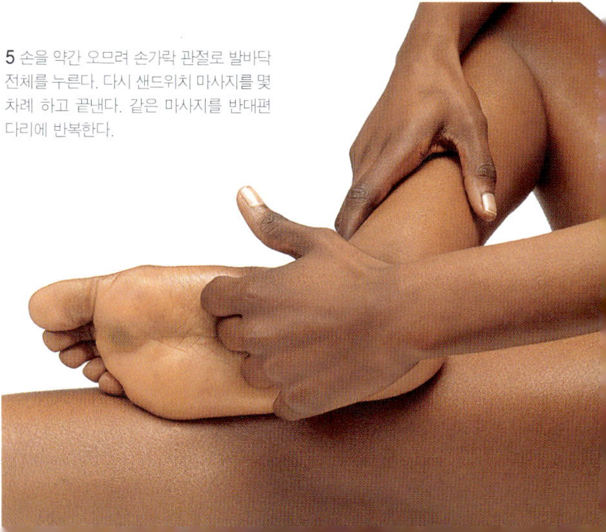

피부를 윤기 있고 젊어지게 하는 셀프 마사지

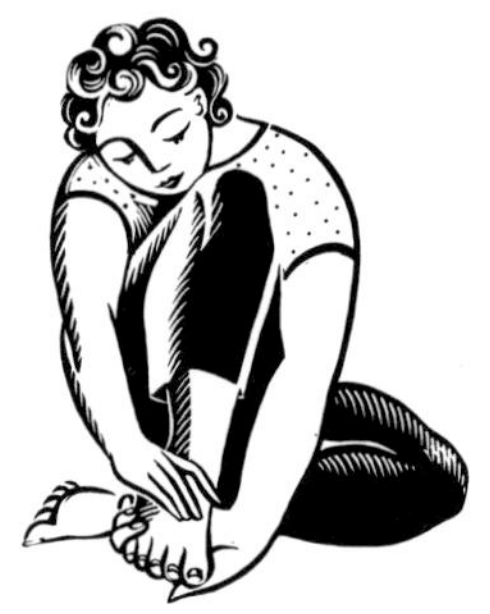

발 관리
바쁜 하루를 보내고 나서
발 마사지를 해주면 좋다.

사람들은 마사지, 에센셜 오일, 셀룰라이트 등에 대해 물어보면서 마술적인 치료법이라도 있는 것인지 궁금해한다. 림프액 배출 마사지나 심부 마사지를 받아 좋은 효과를 보려면 전문 시술자를 찾아갈 필요가 있으나, 그것을 보충하는 의미에서 정기적으로 스스로 마사지하는 것도 중요하다. 생각날 때 1시간 동안 마사지하는 것보다 몇 분이라도 매일 마사지하는 것이 효과적이다. 계획을 세워 시작해 보자.

기본 처치

피부에 윤기가 흐르게 하려면, 매일 샤워하기 전에 건조한 부분을 브러싱하고, 찬물과 뜨거운 물로 번갈아 샤워하여 혈액순환을 촉진시키는 것이 좋다. 여기서 찬물은 얼음 같은 냉수를 말하는 것이 아니며, 뜨거운 물도 열탕을 의미하는 것이 아니다. 다음으로는 206~207쪽에서 소개한 심부 마사지나 144~147쪽의 다리 마사지를 스스로 해본다. 허벅지는 손가락 관절로 두드리면 효과적이다.

윤기 있게 하는 에센셜 오일

허벅지를 윤기 있게 하려면 그레이프시드 오일 20밀리리터(4작은술)에 사이프러스 3방울, 로즈메리 3방울, 레몬 4방울을 넣은 혼합제를 사용하는 것이 좋다. 이 혼합제로 종아리에서 발까지 다리 전체를 마사지한다. 이 혼합제는 운동 후 근육통에도 효과가 있다.

방울, 로즈메리 4방울을 넣은 혼합제도 좋다. 발뒤꿈치나 발가락, 그리고 특히 건조한 부분에 혼합제를 잘 발라준다.

발 관리용 에센셜 오일

바쁜 하루 일을 끝낸 후에 하는 발 마사지는 이완을 위해 좋다. 가정용 족욕기가 있으면 그것을 사용한다. 없으면 큰 그릇에 더운물을 담고, 엡섬 소금 또는 사해 미네랄 소금 한 컵, 페퍼민트 1방울, 라벤더 2방울을 넣어 15분간 발을 담근다. 발을 말리고 캐리어 오일이나 크림 혼합제로 마사지하면 혈액순환이 촉진되고, 굳고 건조한 피부가 부드러워진다.

캐리어 오일 또는 베이스 크림 20밀리리터(4작은술)에 블랙 페퍼 3방울, 페퍼민트 3

주요 에센셜 오일

사이프러스는 혈액순환 촉진과 심신 강장 효과가 뛰어나다.

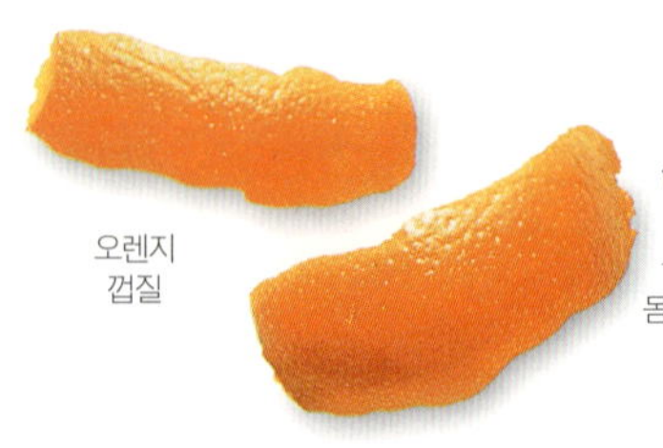

오렌지
껍질

삶의 활력
오렌지의 껍질을 넣고
목욕하면 향기도 좋고
몸에서 활력이 샘솟는다.

아로마 목욕

에센셜 오일을 사용하여 목욕하는 시간은 하루 중에서 가장 좋은 시간이다. 특히 바쁜 일상의 스트레스 해소법으로 취침 전에 아로마 목욕을 하면 좋다. 촛불, 음악, 그리고 당신을 따뜻하게 감싸는 부드러운 타월이 있으면, 아무리 평범한 욕실도 신성한 장소가 될 것이다.

장미 꽃잎

라벤더

허브와 수정
옛날 사람들은 향주머니를 욕조에 넣어 향기를 즐겼다. 에센셜 오일은 허브보다 농도가 높기 때문에 좋아하는 오일 2~3방울 떨어뜨리면 충분하다. 장미 꽃잎 몇 장, 말린 라벤더 꽃 또는 로즈메리, 마요라나, 페퍼민트 등 작은 가지를 더운물에 띄우면 욕실은 더욱 멋진 장소가 된다. 좋아하는 수정을 욕조에 넣는 사람도 있다. 홍석영(rose quartz) 등 깨끗한 돌을 사용해 보는 것도 좋다. 아로마 목욕을 심신의 치료라고 생각하고 적어도 20분은 들어가 있어야 한다. 숨을 깊이 들이마시고 목욕을 즐겨라.

우유 목욕
전지유 30밀리리터(6작은술)에 좋아하는 에센셜 오일 두 종류를 3방울씩 넣은 혼합제를 뜨거운 욕조에 붓고 잘 섞는다.

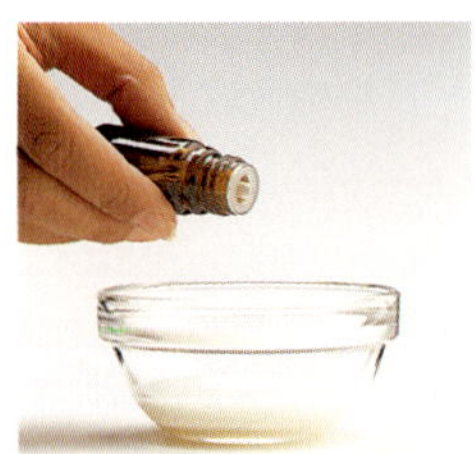

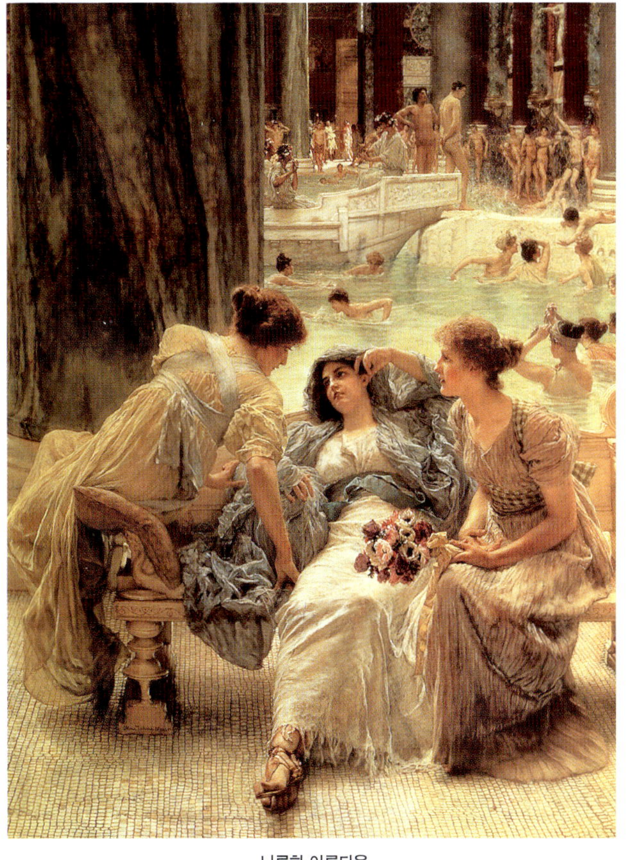

나른한 아름다움
빅토리아 왕조 때
낭만파 화가가 그린 공동 목욕탕

아로마 목욕 :
도움이 되는 정보와 혼합제

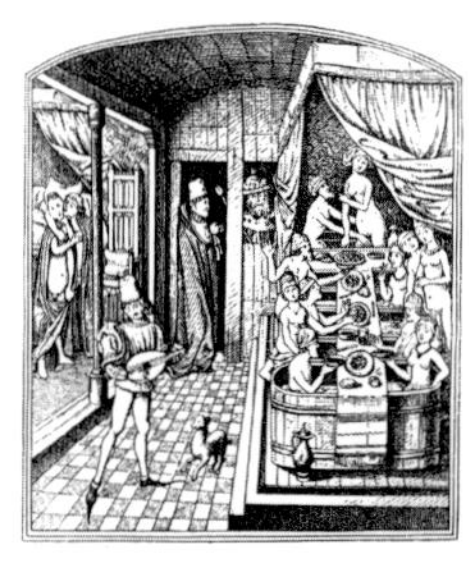

목욕
중세의 대중목욕탕

좋은 아로마 목욕을 즐기기 위해 기억해 두어야 할 것이 몇 가지 있다.

아로마 목욕

오일을 넣기 전에 욕조에 더운물을 채운다. 오일을 떨어뜨리고 섞어 목욕한다. 아로마 목욕에는 에센셜 오일을 4~6방울 넣으면 좋다. 캐리어 오일을 혼합해 사용해도 좋으나 꼭 필요한 것은 아니다. 아로마 목욕에서는 더운물로 에센셜 오일을 충분히 희석

할 수 있으며, 캐리어 오일을 사용하면 욕조에 달라붙을 가능성이 있다. 캐리어 오일 대신 전지유를 사용하여 우유 목욕을 해도 된다.

비누로 몸을 씻기 전에 느긋하게 시간을 들여 물에 잠기는 것이 중요하다. 비누 성분이 피부에 붙으면 오일이 흡수되기 어려워지기 때문이다. 가능하면 비누를 사용하지 말고, 샤워를 하고 욕조에 몸을 잠기게 하는 것이 좋다.

마지막으로, 법랑용 또는 플라스틱용 세제를 사용하여 욕조에 붙어 있는 에센셜 오일을 제거한다.

여왕의 목욕

클레오파트라 여왕은 피부에 윤기가 나게 하기 위해 당나귀 젖으로 목욕했다고 한다. 이러한 영양가 많은 호화로운 목욕을 즐기려면 전지유 30밀리리터(6작은술)에 자신이 좋아하는 에센셜 오일을 넣어 목욕하면

된다. 피부 감촉이 좋아져서 호화로운 기분을 느낄 수 있다.

해독 작용

욕조에 사해 미네랄 소금 한 컵을 넣고 목욕하면 체내 해독 작용이 촉진된다. 레몬 4방울과 주니퍼 2방울을 넣고 목욕한 후 셀룰라이트용 혼합제로 마사지한다.

샤워

에센셜 오일이 들어 있는 질이 좋은 샤워 젤을 사용한다.

아로마 목욕 혼합제

몸과 마음을 치유하는 혼합제를 소개한다. 사용할 오일의 방울 수가 오일 이름 앞에 표시되어 있다.

스트레스 해소
2 재스민
3 만다린

황홀한 묵상
3 베르가모트
2 일랑일랑

인디언 선셋
3 샌들우드
1 로즈
2 파출리

쾌적한 수면
4 라벤더
2 네롤리

심호흡
3 아틀라스 시더우드
2 레몬

클라우드 나인
3 네롤리
2 프랑킨센스

클레오파트라
2 로즈
1 파출리
2 오렌지

어린아이의 목욕
2 만다린
2 로먼 캐모마일

포푸리
아로마테라피의
마법을 생활에
도입한다.

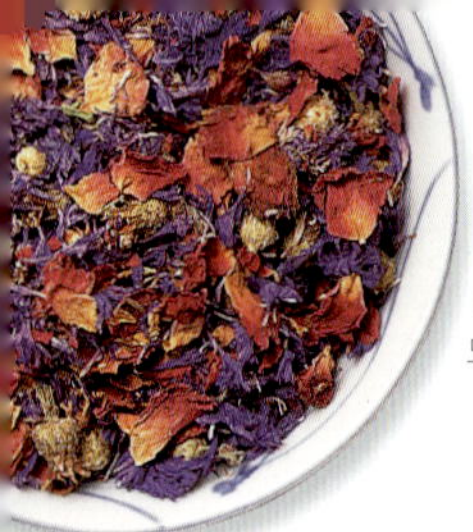

집 안에 활용하기

아로마테라피로 마사지나 목욕만 할 수 있는 것은 아니다. 에센셜 오일 향기로 집 안에 즐거운 분위기를 주고 특별한 개인 공간을 만드는 다양한 방법이 있다.

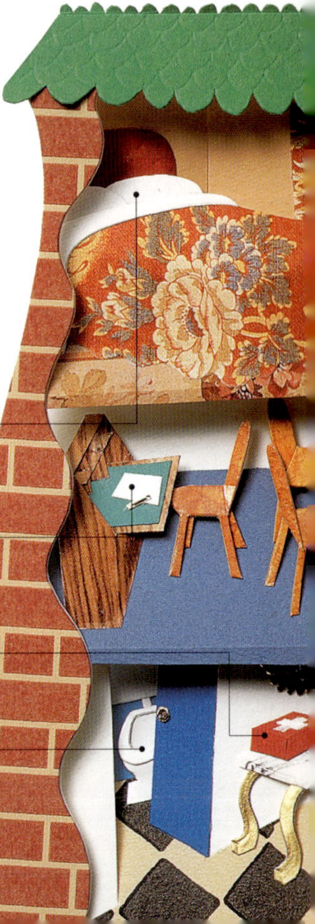

베개
취침 전에 라벤더나 오렌지를
베갯잇에 2방울 떨어뜨린다.

편지지
오렌지, 레몬, 또는 만다린을
편지지에 1방울 떨어뜨려
향기가 나게 해보자

구급상자
라벤더와 티 트리 오일은
구급상자에 들어가는 필수품이다.

소독
욕실과 화장실에는
유칼립투스나 티 트리를
3방울 떨어뜨린다.

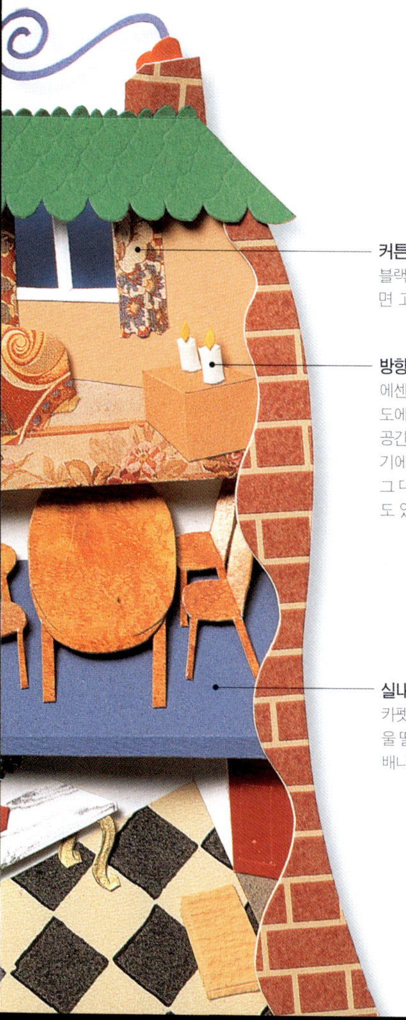

커튼과 가구

블랙 페퍼나 레몬을 2방울 떨어뜨리면 고양이가 올라타지 않는다.

방향 증발기

에센셜 오일 증발기를 거실, 침실, 복도에 두면 독특한 분위기가 나는 개인 공간을 만든다. 촛불을 사용하는 증발기에는 항상 주위를 기울여야 하는데, 그 대신 전기식의 증발기를 사용할 수도 있다.

실내의 분위기 전환

카펫에 페퍼민트나 레몬그라스를 2방울 떨어뜨린다. 오일이 증발하면서 담배나 애완동물 냄새를 없앤다.

추천의 말

〈건강의 시크릿 시리즈〉는 크기는 작지만 각각의 건강 요법에 대한 내용들이 압축적으로 잘 정리되어 있어 적극 추천하고 번역까지 하게 되었다. 세계적으로 널리 알려진 주요 대체 요법들의 최신 정보를 전하며 심신의 건강은 물론 생활 습관, 인테리어, 식습관 등 일상에서 활용할 수 있는 자료들이 풍부하다.

물론 이 시리즈는 어느 특정 질병에 대한 치료법이 아니기에 신체에 이상 증세가 있다면 반드시 의사와 상담해야 한다. 하지만 병원을 찾기 전에는 그 중요성을 놓치기 쉬운 건강이란, 사실 일상에서 비롯되는 것이다. 이처럼 생활 속에서 건강 습관을 실천하는 데 본 시리즈가 좋은 길잡이가 되어줄 것이다.

김영설 | 경희대학교 의대병원 내과 교수, 경희대학교 의학전문대학원 원장

건강 유지에는 일상생활과 관련된 주위 환경과 생활 습관이 매우 중요하다. 평소 무의식적인 편식, 나쁜 자세와 불규칙한 호흡, 긴장 등 매일매일 취하는 잘못된 습관으로 우리의 건강은 잘못될 수 있다. 특히 요즘처럼 변화가 심하고 스트레스가 많은 시대에는 몸과 마음의 '웰빙'을 추구하기란 말처럼 쉽지가 않다. 자연의 원리에서 추출한 실용적인 건강 요법을 소개하는 〈건강의 시크릿 시리즈〉는 이에 대한 다양한 해결법을 제시한다. 특히 한의학의 생기능의학 분야에서 추구하는 몸과 마음의 활력, 조화, 균형 등을 강조하고 있기도 하다. 심신의 안정감과 우리 몸의 자연치유력을 높일 수 있는 본 시리즈를 적극 추천한다.

박영배 | 경희대학교 한의대병원 진단·생기능의학과 교수

용어 해설

강장 기관이나 신체의 기능을 활성화하는 것.

거담 호흡기에서 점액을 배출하는 것.

광독성 자외선에 의해 피부에 불규칙한 색소 침착을 일으킬 가능성이 있는 것.

국소 혈액순환 촉진 피부를 따뜻하게 하고 붉은 빛을 띠게 하는 것.

면역 강장 신체의 자연스러운 저항력을 높이는 것.

방향 증발기 에센셜 오일을 가열하여 증발시키는 세라믹 버너.

베이스 크림/로션 특정 용도에 사용하는 캐리어 제품으로 피부에 특별한 효과를 준다.

비뇨생식기의 강장 방광과 생식기의 기능을 촉진하는 것.

상승 작용 여러 에센셜 오일이 시너지를 내어 치유력이 높아지는 작용.

소화 강장 소화기의 작동을 촉진하는 것.

압착법 과일(특히 감귤류)의 껍질을 짜서 에센셜 오일을 추출하는 방법.

에센셜 오일 식물의 잎, 꽃, 작은 가지, 열매, 뿌리 등에서 추출한 향기가 응축된 오일.

용제 추출법 꽃잎을 화학 용제에 녹여 에센셜 오일을 추출하는 방법.

월경 주기 조정 매달 월경 주기의 균형을 잡아 주는 것.

이뇨 작용 소변 배출을 촉진하는 작용.

진정 신경의 안정.

진통 통증의 완화.

캐리어 오일 에센셜 오일을 희석하여 안전한 마사지 오일을 만들기 위한 식물유.

패치 테스트 손목 안쪽이나 팔꿈치에 에센셜 오일을 바르고, 거부 반응이 나오는지 조사하는 검사.

피부를 젊어지게 함 피부를 윤기 있게 하는 것.

항경련 경련을 완화하는 것.

항균 세균 감염을 막는 것.

항바이러스 신체 면역 반응을 촉진하는 것.

항염증 붓는 것이나 붉은 빛을 감소시키는 것.

항우울 기분의 침체를 완화하는 것.

항진균 진균 감염의 방지하는 것.

해독 작용 체내 시스템 정화를 돕는 작용.

향기의 노트 향기를 농도와 휘발성에 따라 톱, 미들, 베이스의 3단계로 분류하는 방법.

더 읽어볼 책

아로마테라피

DAVIS, P, *The A–Z of Aromatherapy, CW Daniel & Co.*

DAVIS, P, *Subtle Aromatherapy, CW Daniel & Co.*

FISCHER-RIZZI, S, *Complete Aromatherapy Handbook,* Sterling

GATTEFOSSÉ, RM, *Gattefossé's Aromatherapy, CW Daniel & Co.*

LAVABRE, M, *Aromatherapy Workbook,* Healing Arts Press, Vermont

LAWLESS, J, *Aromatherapy and the Mind,* Thorsons

LAWLESS J, *The Encyclopedia of Essential Oils,* Element Books

PRICE, S, *Practical Aromatherapy,* Thorsons

RYMAN, D, *The Aromatherapy Handbook,* Century

SELLAR, W, *The Directory of Essential Oils, CW Daniel & Co.*

TISSERAND, R, *Aromatherapy for Everyone,* Penguin Books

TISSERAND, R, *Aromatherapy for Women,* Thorsons

TISSERAND, R, *The Art of Aromatherapy, CW Daniel & Co.*

TISSERAND R AND BALACS T, *Essential Oil Safety,* Churchill Livingstone

VALNET, J, *The Practice of Aromatherapy, CW Daniel & Co.*

WORWOOD, V, *The Fragrant Pharmacy,* Macmillan

마사지

BERESFORD-COOKE, C, *Massage for Healing and Relaxation,* Arlington

DOWNING, G, *The Massage Book,* Penguin Books

MAXWELL-HUDSON, C, *Massage: the Ultimate Illustrated Guide,* Dorling Kindersley

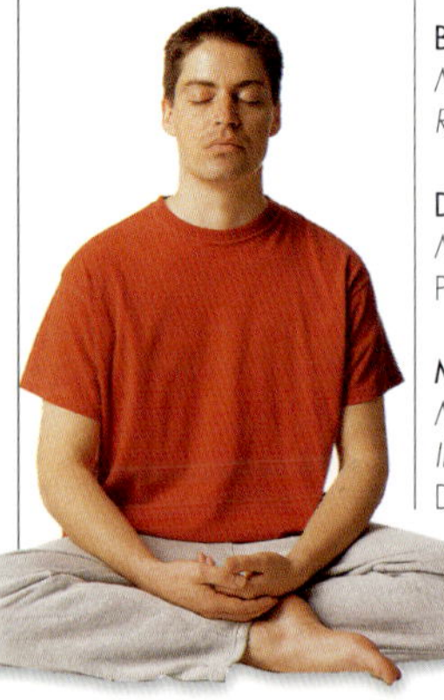

허브

British Herbal Pharmacopoeia, British Herbal Medicine Association

CULPEPER, N, *Culpeper's Complete Herbal*, W. Foulsham & Co.

GRIEVE, M, *A Modern Herbal*, Penguin Books

GRIGGS, B, *The Home Herbal*, Pan Books

HOFFMAN, D, *The Complete Illustrated Holistic Herbal*, Element Books

MABEY, R, *The Complete New Herbal*, Elm Tree Books

PARVATI, JH, *A Woman's Herbal*, Wildwood House

THOMSON, WAR, *Healing Plants – A Modern Herbal*, Macmillan

관련 단체

아로마 오일 제품

Aromatherapy Products Ltd
(티저랜드 오일과 제품 공급)
Newtown Rd, Hove, East Sussex BN3 7BA, UK
(Tel : 01273 325666 / Fax : 01273 208444)
http://www.tisserand.com

Essential Oils Ltd
(에센셜 오일)
8–10 Mount Farm, Junction Rd, Churchill, Chipping Norton, Oxfordshire OX7 6NP, UK
(Tel : 01608 659544 / Fax: 01608 659566)
http://www.essentiallyoils.com

아로마테라피 훈련

티저랜드 협회
(The Tisserand Institute)
(아로마테라피를 쉽게 배우는 방법을 제공)
The Training Department, Tisser Institute, 65 Church Rd, Hove, E. Sussex, BN3 2BD, UK
(Tel : 01273 206640 / Fax : 01273 392811)
Email : training@tisserand.com

제니 하딩(Jennie Harding)
(아로마테라피를 상담해 주고, 직장생활에서 오는 스트레스의 관리 방법에 대한 프로그램과 식물 관련 강좌가 있음)
(Tel : 020 8941 9668)

아로마테라피 전문 기관

미국

미국 아로마테라피 연맹
(American Alliance of Aromatherapy)
PO Box 750428, Petaluma, CA 94975, USA
(Tel : 707 778 6762)

국립 아로마테라피 연합(N. A. H. AP)
2000 2nd Avenue, Siute 206, Seattle, WA 98121, USA
(Tel : 206 256 0741)
www.naha.org

영국

아로마테라피 기관 회의
(Aromatherapy Organizations Council)
PO Box 19834, London SE25 6WS, UK
(Tel : 020 8251 7912)

아로마테라피스트 국제 연맹(I. F. A)
Stamford House, 2/4 Chiswick High Rd, London W4 1TH, UK
(Tel : 020 8742 2605)

아로마테라피스트 기록부(R. Q. A.)
PO Box 3431, Danbury, Chelmsford, Essex CM3 4UA, UK
(Tel : 01245 227951)

전문 아로마테라피스트 국제 협회(I. S. P. A)
ISPA HOUSE, 82 Ashby

Rd, Hinckley, Leics.,
LE10 1SN, UK
(Tel : 01455 637987)

오스트레일리아

국제 아로마테라피스트 연합(International Federation of Aromatherapists)
PO Box 2210, Central Park, Victoria, 3145
(Tel : 1902 240 125)
www.ifa.org.au

허브 의학 전문가

다음은 허브 의학 전문가들이 인정한 정보를 제공하는 곳이다.

미국

미국 식물 연맹(American Botanical Council)
PO Box i201660, Austin, TX 78720, USA
(Tel : 512 331 1924)

미국 허브 전문가 조합 (American Herbalists' Guild)
PO Box 1683, Soquel, CA 95073, USA

영국

국립 허브 의학 전문가 연맹 (National Institute of Medical Herbalists)
56 Longbrook Street, Exeter, Devon EX4 6AH, UK
(Tel : 01392 426022)

허브 의학 / 식물 요법 학교 (School of Herbal Medicine / Phytotherapy)
Bucksteep Manor, Bodle Street Green, Near Hailsham, Sussex BN27 4RJ, UK
(Tel : 01323 834 8000)

오스트레일리아

오스트레일리아 국립 허브 전문가 연맹
33 Reserve Street, Annandale, New South Wales, 2038
(Tel : 02 9560 7077)

찾아보기

ㄱ

감기 69
감정 164~165, 168~169
검사 22~23
경혈 190~193
과민성 장 증후군 77
관절염 53
그레이프시드 107, 109
근육 48~49, 52~53, 56~57, 124, 128~129
긴장 176~177, 184

ㄴ

네롤리 47
니컬러스 컬페퍼 13, 50, 83, 87

ㄷ

다리 마사지 142~147
달맞이꽃 103, 105
독감 69
등 마사지 122~131

ㄹ

라벤더 42
레몬 63
레몬그라스 54
로먼 캐모마일 39
로션 115, 117
로즈 90
로즈메리 51
림프액 배출 144~145

ㅁ

마사지 26
　다리 142~147
　등 122~131
　목 174~179
　발 134~139, 206~207
　배 166~167, 202~203
　분만 172~173
　손 150~155, 198~201
　어깨 174~179
　얼굴 182~183, 186~191
　엉덩이 202~203
　월경 172~173
　임신 172~173
　팔 158~163
　팔꿈치 198~201
　허벅지 206~207
마요라나 58
만다린 91
맥아 111, 113
모발 37, 40~41, 44~45
목 마사지 174~175, 178~179
목욕 27, 210~213

ㅂ

발 마사지 134~139, 206~207, 209
배 마사지 106~171, 202~203
벌레 물림 45

ㅂ

베르가모트 94
베이스 114~117
베티버 59
벤조인 70
분만 88~89, 172~173
블랙 페퍼 75
비뇨생식기 80~81, 84~85

ㅅ

사례 연구
　다리 148~149
　손 156~157
　어깨 180~181
　혈액순환 140~141
사이프러스 50
사해 미네랄 소금 213
상승 작용 25
샌들우드 67
세안제 197
셀룰라이트 49
셀프 마사지 200~209
소화 72~73, 76~77, 168~189
손 마사지 150~155, 198~201
수정 210
순환기 48~49, 52~53, 56~57, 140~141
스위트 아몬드 98, 100
스트레스 193
습포 27

시더우드 66
시술자 120~121
시차 적응 93
식생활 144
신경계 92~93
신체 언어 164~165
쓰다듬기 122~123

ㅇ

아보카도 102, 104
아틀라스 시더우드 66
안색 188~189, 192~193
안전 20~21, 73, 77, 89
압박법 130~133, 146~147
애프리컷 커널 106, 108
양초 31
어깨 마사지 174~175, 178~179
어린아이 21, 65, 73, 77
얼굴 마사지 182~197
엉덩이 셀프 마사지 202~203, 205
오렌지 46
요구르트 195
우유 목욕 210, 212
월경 172~173
유칼립투스 62
윤기 있게 하는 방법 208~209
일랑일랑 95

임신 80, 88~89, 172~173, 205

ㅈ

재스민 86
제라늄 83
족욕 27
주니퍼 55
주무르기 126~127
증류법 12~13, 15
증발 17, 30
지압 132, 190
진저 78
질문 32~33

ㅊ

차 165
천식 65
추출법 14~15
출산 80, 89

ㅋ

카운슬링 120~121
캐리어 오일 18~19, 36, 96~117
크림 114, 116
클라리 세이지 87

ㅌ

통증 완화 204~205
티 트리 71

ㅍ

파출리 43
팔 마사지 158~163
팔꿈치 마사지 198~199, 201
팔마로사 82
페널 79
페퍼민트 74
펴주기 134~135
폐경기 85
프랑킨센스 38
피부 36, 40~41, 44~45, 188~189, 194~197

ㅎ

하지 정맥류 57
항염증 작용 48
해바라기 110, 112
허벅지 마사지 206~207
허브 210
혈압 48, 57
호호바 99, 101
호흡 60~61, 64~65, 68~69
혼합 비율 24
혼합제 19, 26, 213
화장수 197
흡입 27, 61

사진 제공

AKG, London 2, 15c, 25, 38r, 47tr, 90cl, 110b, 212/British Museum 54r / Erich Lessing 13, 55b, 70l, 74br, 78bl; The Bridgeman Art Library/Private Collection 43br, 211; Corbis 17 / Wolfgang Kaehler 111cr / Richard T Nowitz 99t / Gustave Tomsich 106b / Ed Young 15t; The Garden Picture Library 94tl / Zara McCalmont 98b; The Harry Smith Collection 47b; Tony Stone Images 103b / Tony Craddock 107b / Mark Davison 66r / Donna Day 94bl / Mark Douet 63r / Owen Franken 86t / Ian O' Leary 83r / Yorgo Nikas 59c.

건강의 시크릿

아로마테라피

초판 1쇄 2009년 9월 20일

지은이 | 제니 하딩
옮긴이 | 김영설 · 박영배
펴낸이 | 송영석

펴낸곳 | (株) 해냄출판사
등록번호 | 제10-229호
등록일자 | 1988년 5월 11일

서울시 마포구 서교동 368-4 해냄빌딩 5 · 6층
대표전화 | 326-1600 **팩스** | 326-1624
홈페이지 | www.hainaim.com

ISBN 978-89-7337-061-0
ISBN 978-89-7337-021-4(세트)

파본은 본사나 구입하신 서점에서
교환하여 드립니다.

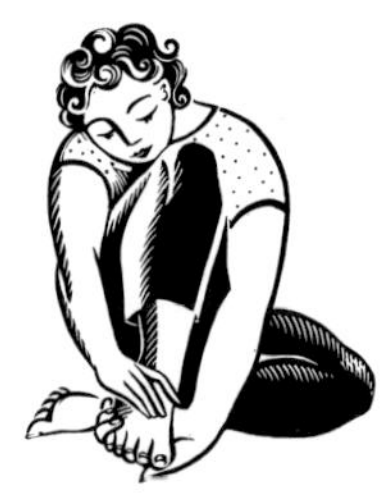